# Blaue Tage und graue Tage

Portraits von Demenzkranken und ihren Angehörigen

**Fotografien von Claudia Thoelen · Text von Jan Wojnar**
**Herausgeber: Deutsche Alzheimer Gesellschaft e.V.**

ISBN-10: 3-00-019689-7   ISBN-13: 978-3-00-019689-8

Herausgeber:
Deutsche Alzheimer Gesellschaft e.V.
Friedrichstraße 236
10969 Berlin
Tel. 030 – 259 37 95 – 0
Fax 030 – 259 37 95 -29
E-Mail: info@deutsche-alzheimer.de
www.deutsche-alzheimer.de

© 2006 für die Fotografien bei Claudia Thoelen
© 2006 für die Texte bei Dr. Jan Wojnar, Heike von Lützau-Hohlbein

Dieses Werk einschließlich aller seiner Teile ist urheberrechtlich geschützt. Sämtliche Arten der Vervielfältigung oder der Wiedergabe dieses Werkes sind ohne vorherige Zustimmung der Autoren unzulässig und strafbar. Dies gilt für alle Arten der Nutzung, insbesondere für den Nachdruck von Texten und Bildern, deren Vortrag, Aufführung und Vorführung, die Entnahme von Schaubildern, die Verfilmung, die Mikroverfilmung, die Sendung und die Einspeicherung und Verarbeitung in elektronischen Medien. Zuwiderhandlung wird verfolgt.

Gestaltung: Reinhild Ischinski, r.ischinski@gmx.ch
Druck und Verlag: Peter Pomp GmbH, Bottrop

# Inhalt

| | | |
|---|---|---:|
| Vorwort | Heike von Lützau-Hohlbein | 5 |
| Portraits von Demenzkranken und ihren Angehörigen | Ewald und Elsa | 7 |
| | Gisela und Ernst | 25 |
| | Elisabeth und Detlef | 43 |
| | Werner und Rosemarie | 57 |
| Nachwort | Jan Wojnar | 67 |
| Die Fotografin | Claudia Thoelen | 69 |
| Informationen | Die Deutsche Alzheimer Gesellschaft | 71 |

# Vorwort

**Bilder der Demenz:
Die Gesellschaft muss ihren Blick für diese Krankheit schärfen**

In Deutschland leben etwa eine Million demenzkranker Menschen. Die Tendenz ist steigend. Unsere älter werdende Gesellschaft fordert den Tribut, denn die Demenzerkrankungen nehmen mit dem Alter zu. Zwei Drittel der Kranken leben zu Hause, werden von Angehörigen, Freunden, Nachbarn umsorgt. Nur ein Drittel wird in Heimen betreut und gepflegt. Mit zunehmender Schwere der Krankheit ist häufig eine Pflege zu Hause aus verschiedenen Gründen nicht mehr möglich.

Der vorliegende Band zeigt Fotos von Demenzkranken und ihren Angehörigen in ihrer häuslichen Umgebung. Menschen in ihrer gewohnten Umgebung, in ihrem Alltag – verändert durch das Leben mit der Krankheit – wie die Bilder eindrucksvoll zeigen. Dieser Alltag kann ganz normal sein, aber auch gedankenvoll, freudvoll oder leidvoll sein. Die Biographie der Kranken spiegelt sich in den flüchtigen Bildern, denn die gelebten Jahre prägen und hinterlassen ihre Spuren in den Gesichtern.

Die Fotos zeigen Ehepaare, bei denen der eine Partner den anderen in seiner Krankheit begleitet. Nicht alle Kranken leben so, viele werden betreut von den Kindern oder Schwiegerkindern, die häufig auch schon Großeltern sind. Diese Betreuung und Pflege rund um die Uhr findet in ganz vielen Fällen ohne zusätzliche professionelle Hilfe statt. In Zukunft wird die Pflege durch Profis und ambulante Dienste immer wichtiger werden. Die Zunahme der alten Menschen, die allein leben, häufig ohne ein tragendes soziales Netz, fordert ein Umdenken in allen Strukturen der Versorgung.

Wir danken der Fotografin Claudia Thoelen, die schon viele Jahre Demenzkranke fotografiert. Sie hat sich sehr intensiv mit dem Thema Demenz auseinander gesetzt. Tagelang hat sie sich bei den Paaren zu Hause aufgehalten, lange mit ihnen gesprochen, sich viel Zeit genommen, um den Betrachtern ihrer Fotos einen Eindruck der Auswirkungen dieser Krankheit zu vermitteln. Dabei sind viele Fotos entstanden, von denen nur einige für diesen Band ausgewählt wurden.

Wir danken dem Kulturwerk VG Bild-Kunst, das dieses Projekt mit einer Projektförderung für Fotografie unterstützt hat, und wir danken Dr. Jan Wojnar, Nervenarzt und Psychiater, der bis 2005 viele Jahre in Hamburg in der Versorgung Demenzkranker tätig war.

Vor allem danken wir den Kranken und ihren Angehörigen, die bereit waren, ihr ganz persönliches Schicksal zu offenbaren. So ist es uns als Betrachter der Bilder möglich, einen Augenblick des Lebens mit Demenz mit ihnen zu teilen.

*Heike von Lützau-Hohlbein*
*1. Vorsitzende Deutsche Alzheimer Gesellschaft*
*September 2006*

# Ewald *(geb. 1920, Prokurist, seit etwa 10 Jahren erkrankt)*
## und Elsa *(geb. 1929, kaufmännische Angestellte)*

*„Anfangs konnte er noch einige Sachen alleine machen. Er ist noch in die Stadt gefahren, ging zur Bank und hat Briefe in den Briefkasten eingeworfen. Dann aber verwechselte er den Briefkasten mit einer gelben Abfalltonne... Es ging nicht mehr... Wenn er seine Unfähigkeit merkt, wird er depressiv und weint, weiß jedoch nicht warum.*

*Seine Lieblingsbeschäftigung, die Modelleisenbahn, interessiert ihn nicht mehr. Er sitzt aber sehr konzentriert am Tisch, arbeitet mit seinen Duplosteinen, zerreißt gewissenhaft Papier, schüttet den Kaffee auf den Teller, tüncht das Brot in dem Kaffee oder steckt die Zeitung in seine Limonade. Nachher trieft alles... Wenn man ihn kritisiert oder etwas verbietet, so wird er ziemlich böse, ganz schön giftig. Er hat ganz schön Kraft in seinen Händen und wenn er mit seinen Fäusten loslegt, der kleine Räuber, dann ist es ganz schön happig. Der sicherste Weg ist immer wegzugehen und ihn ein paar Minuten alleine zu lassen.*

*Ich möchte ihn nicht ins Heim geben, solange ich es noch irgendwie bewältigen kann. Es ist so schön, wenn man ihn wie einen normalen Sterblichen akzeptiert, auf seine Schwächen eingeht, keinen Bogen um ihn macht und ihn nicht wie ein besonderes Wesen behandelt, weil das dann einem für ihn so weh tut.*

*Mein Gott! Er ist ja noch da! Er lebt!"*                       *Elsa*

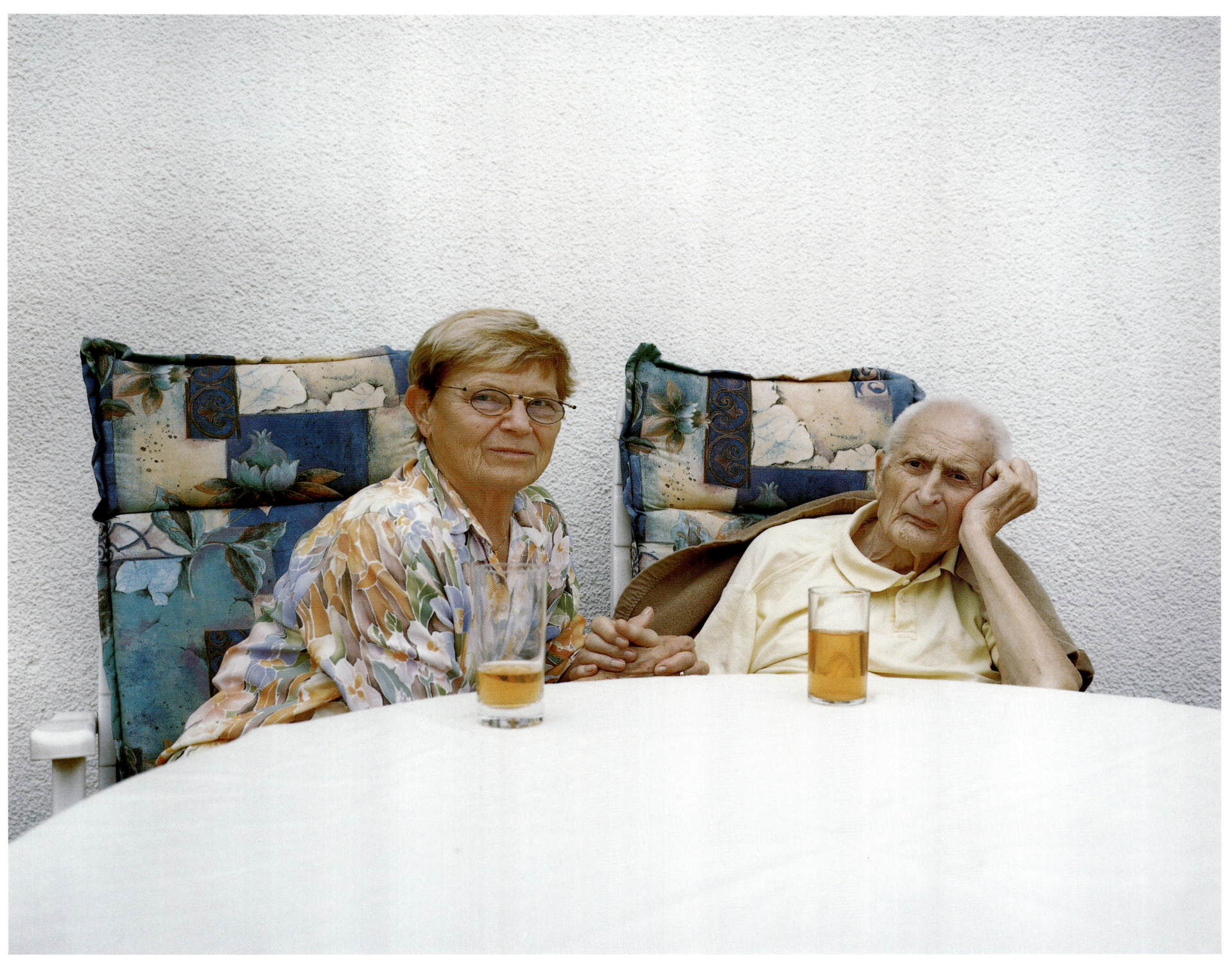

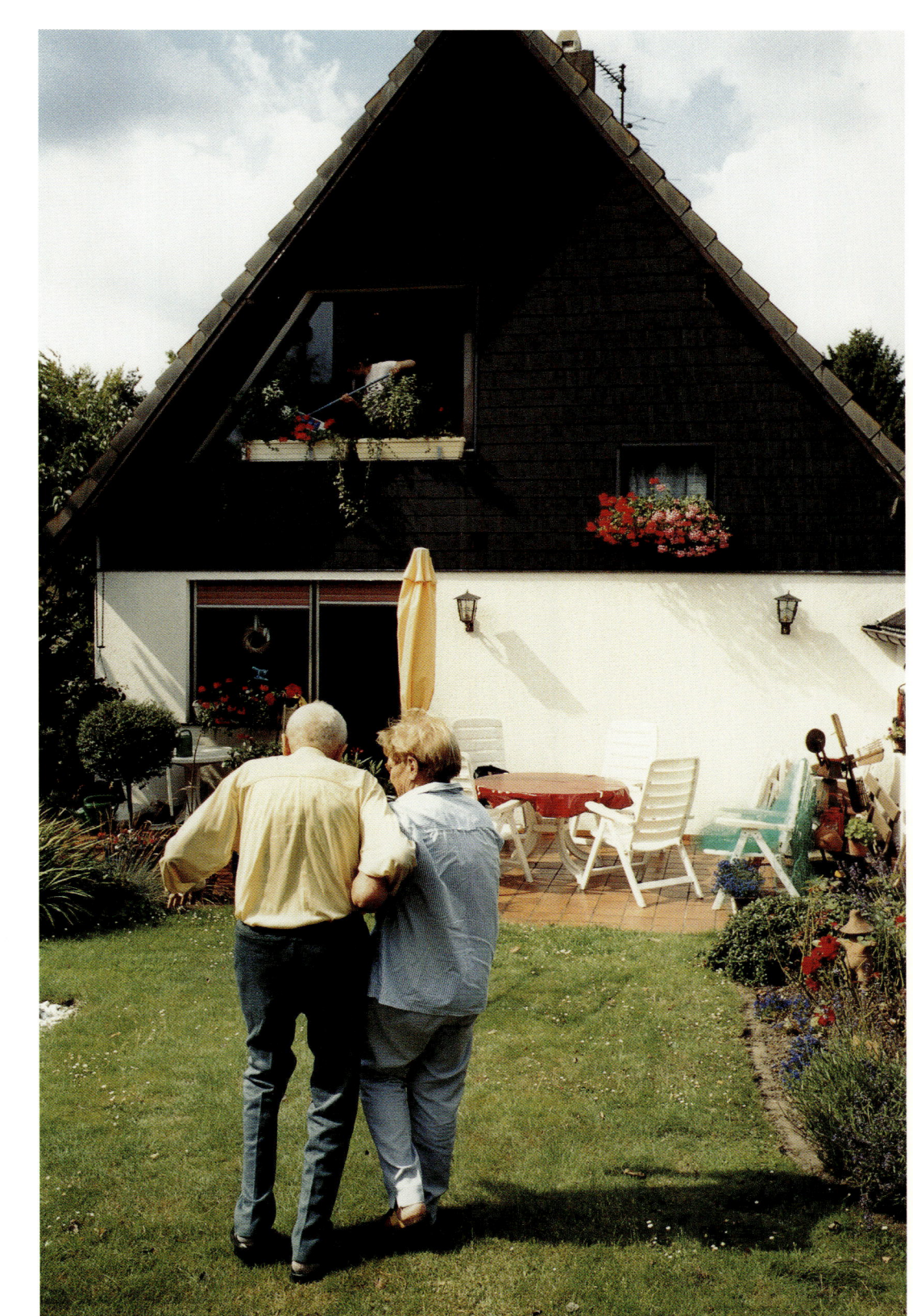

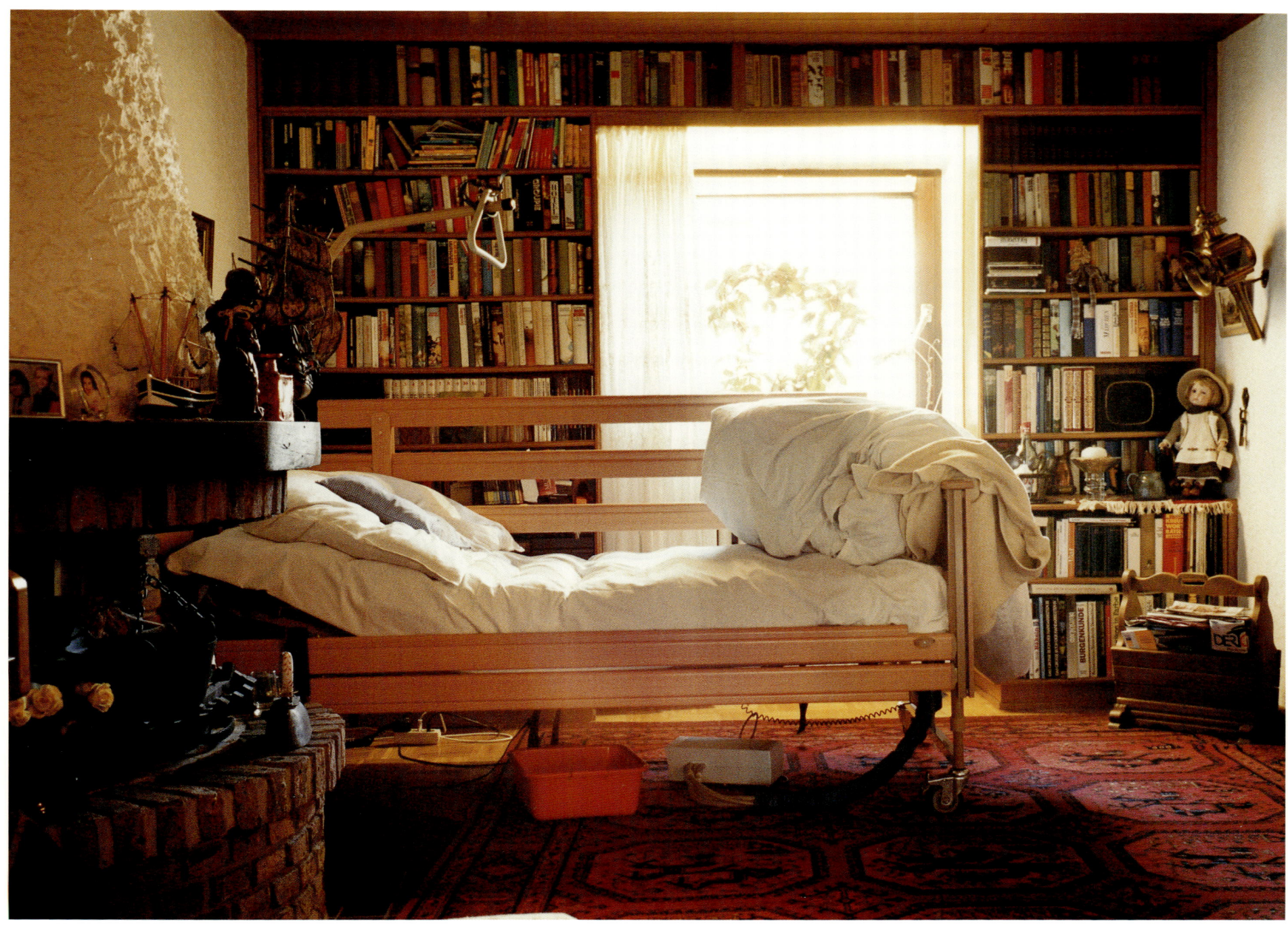

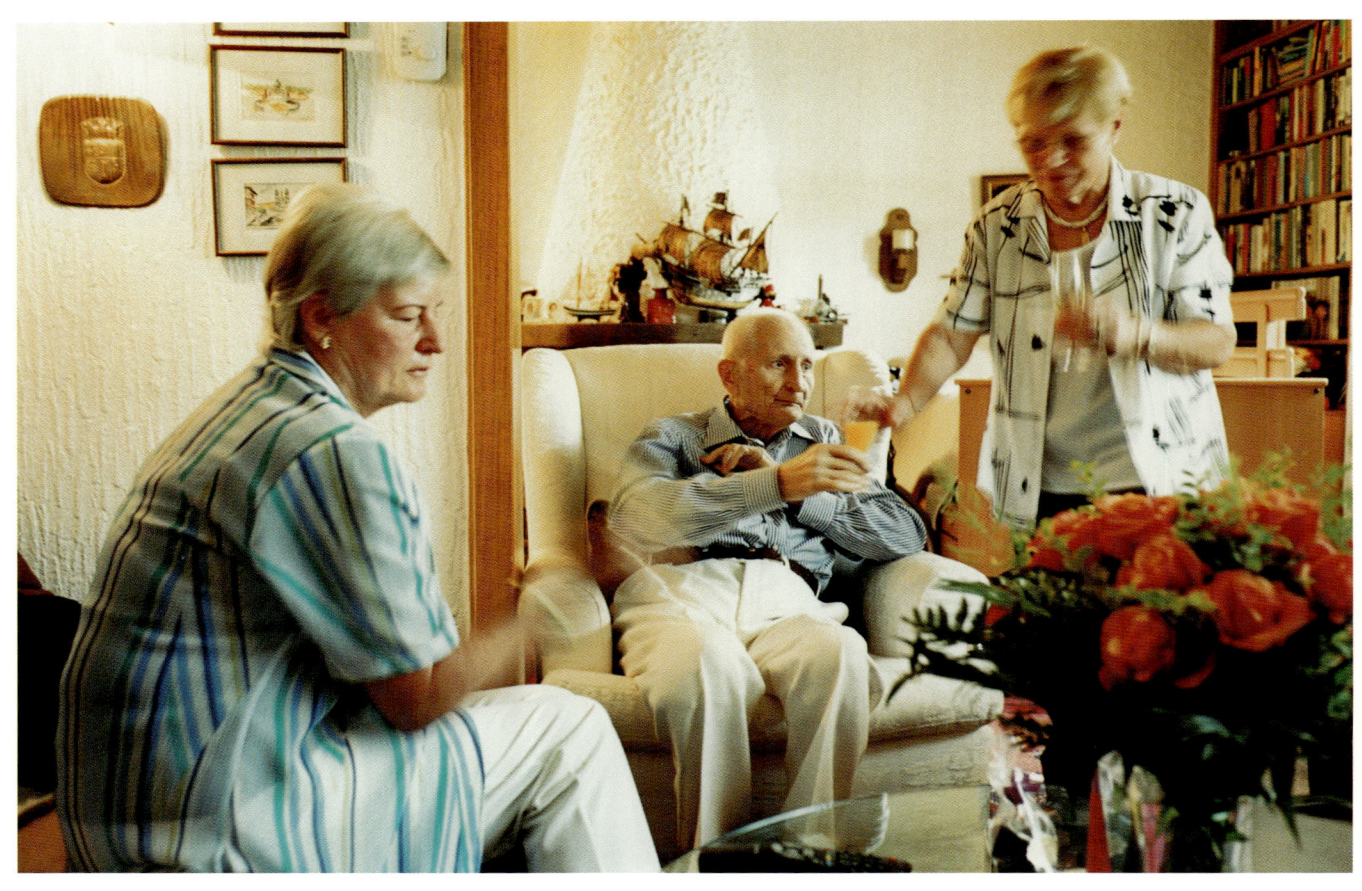

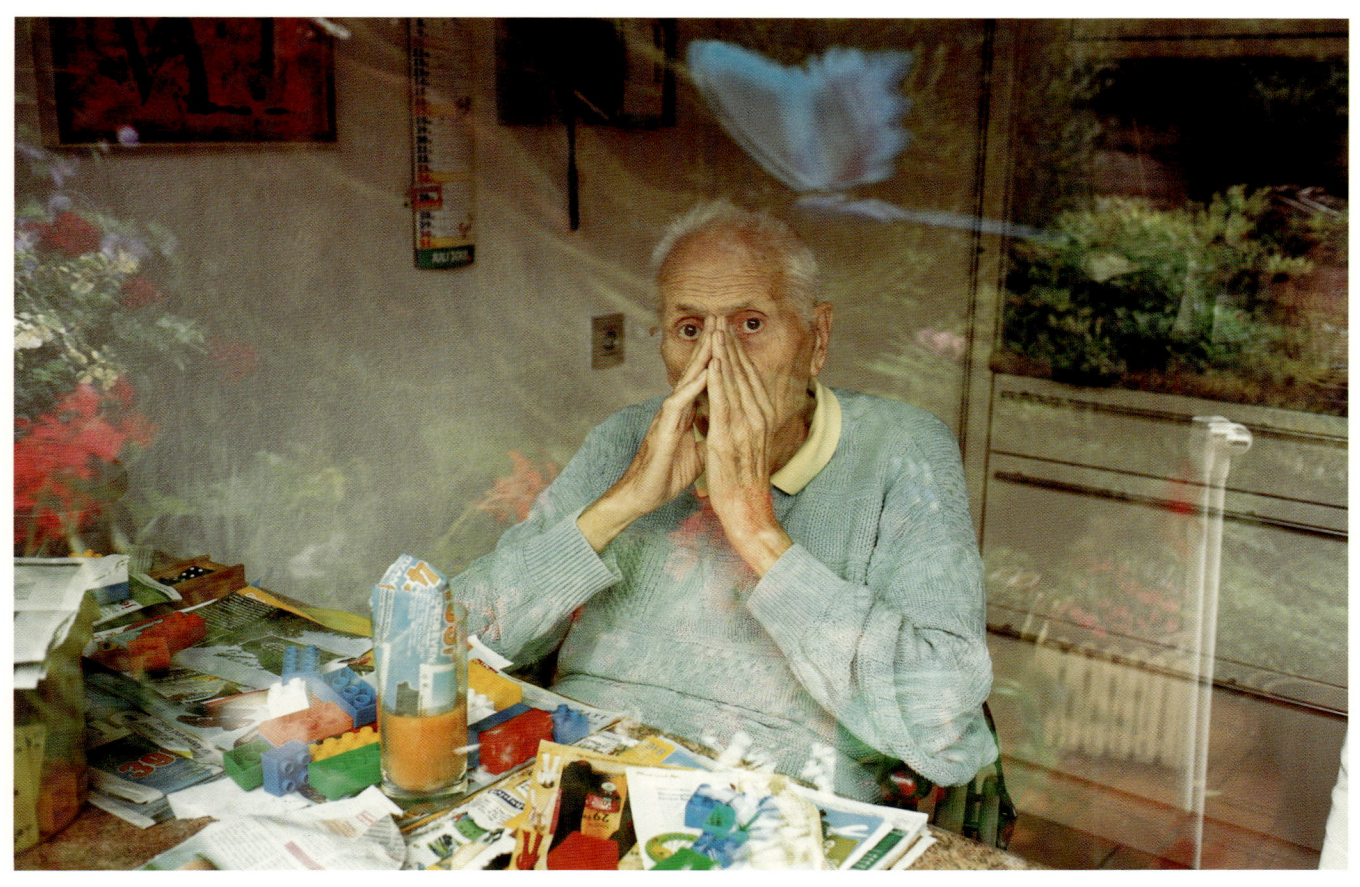

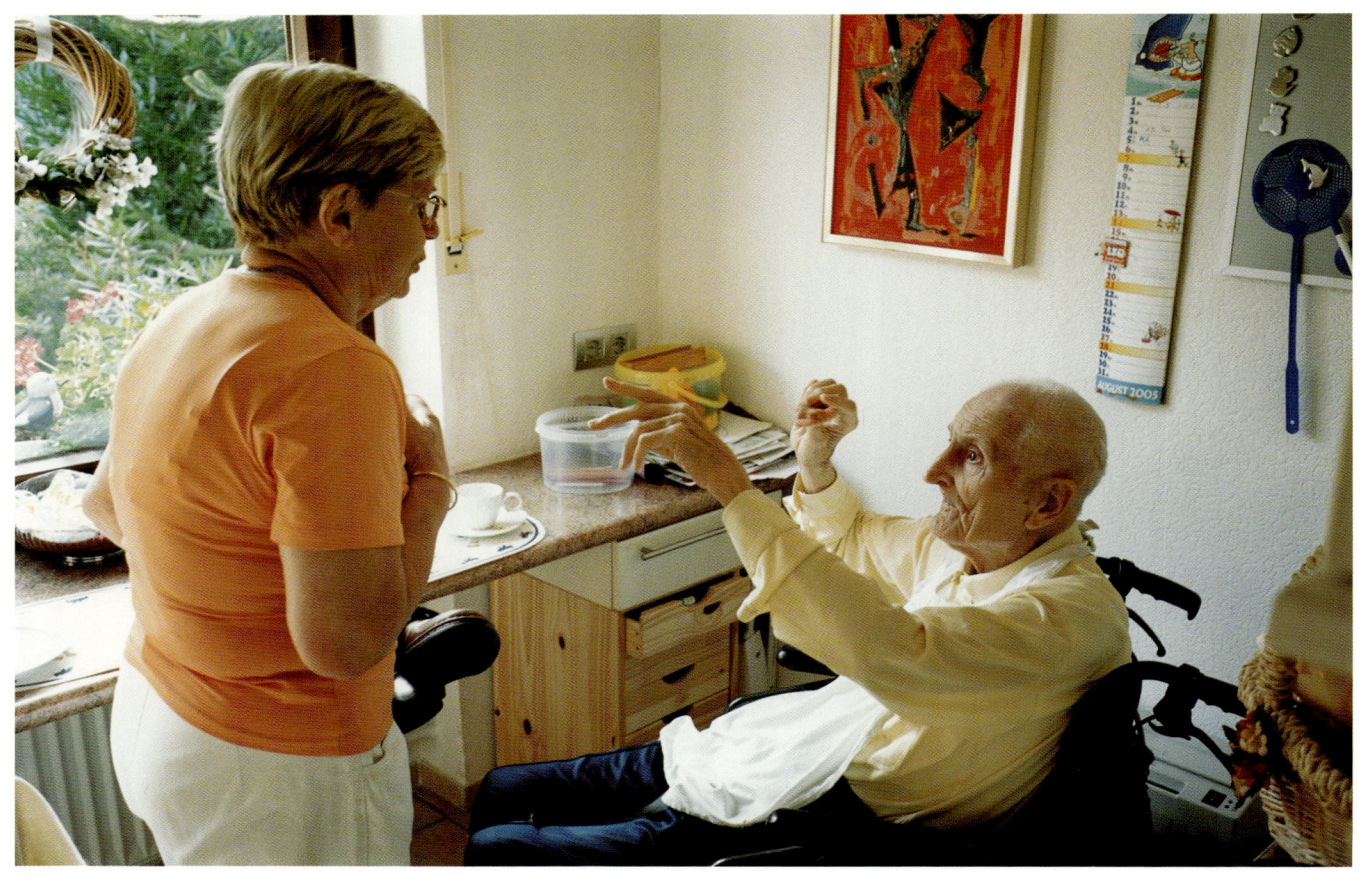

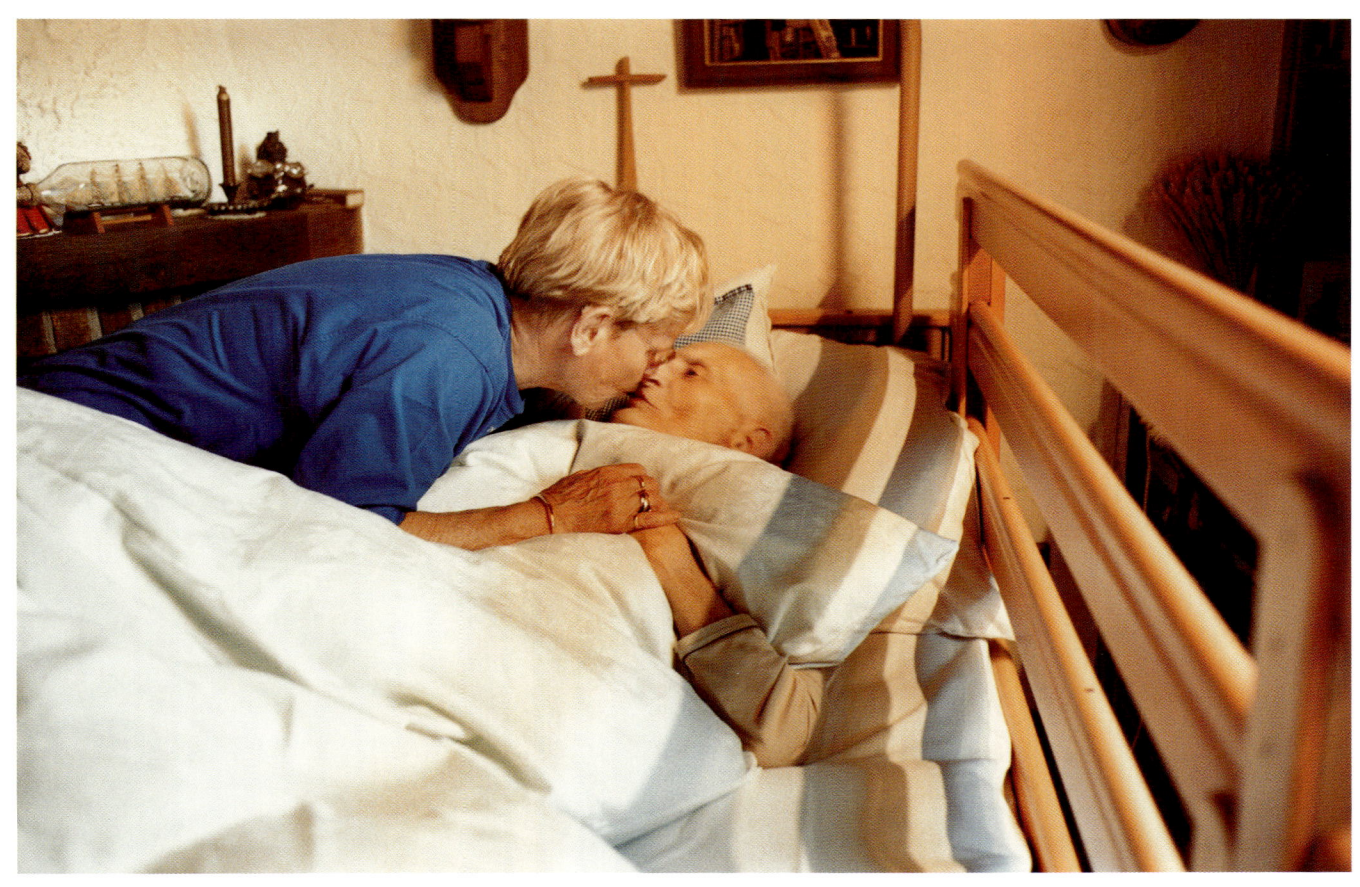

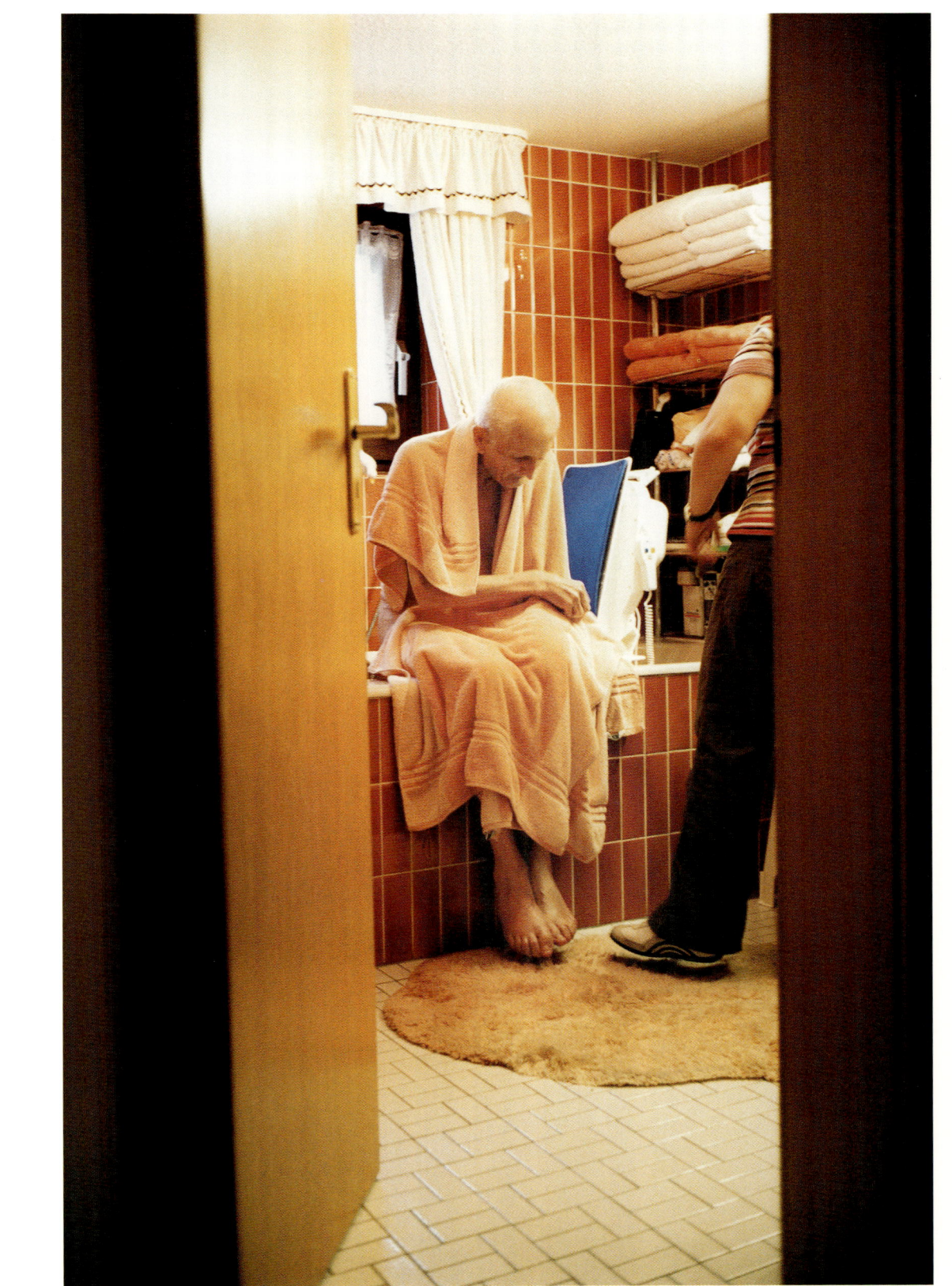

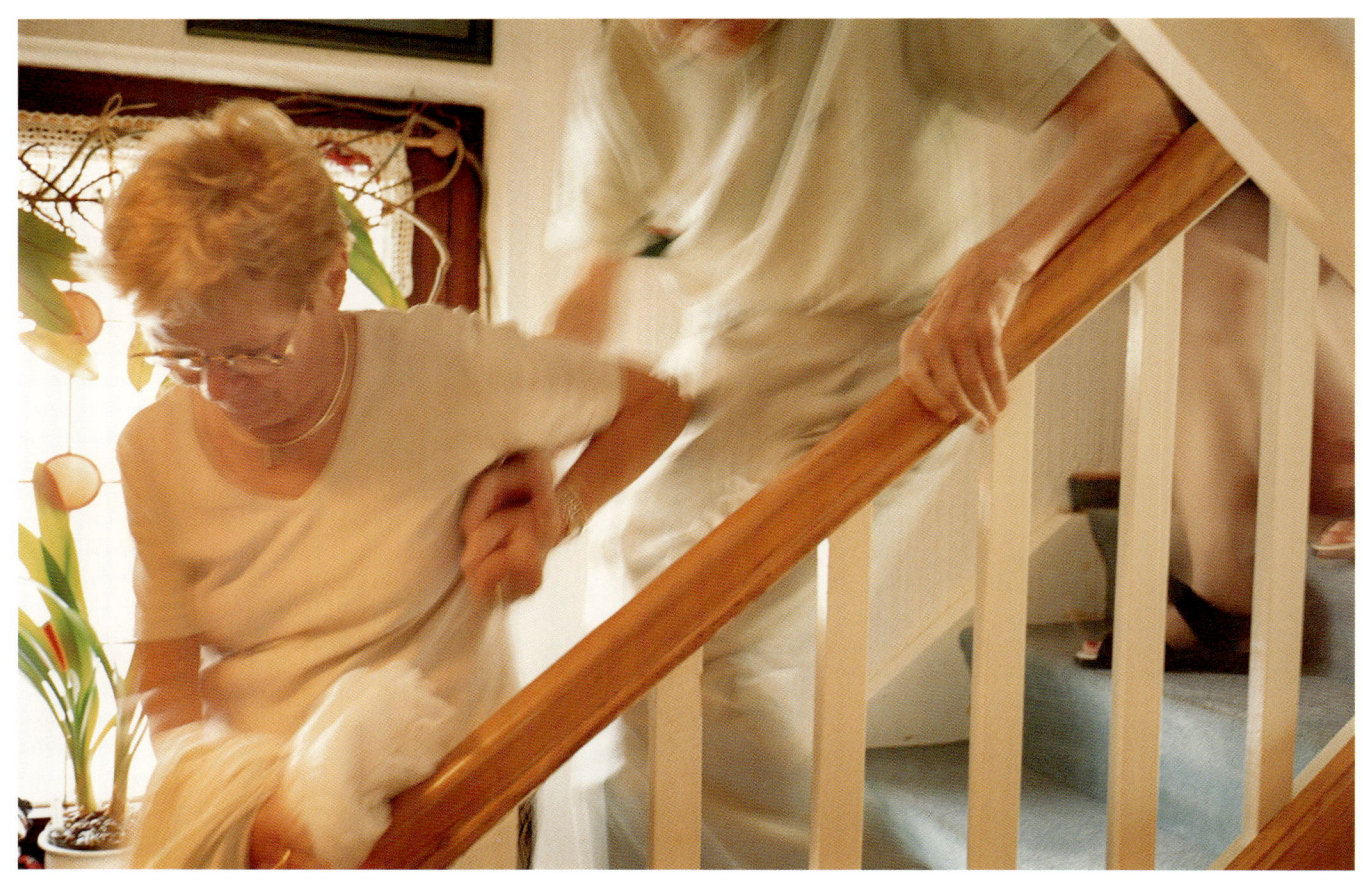

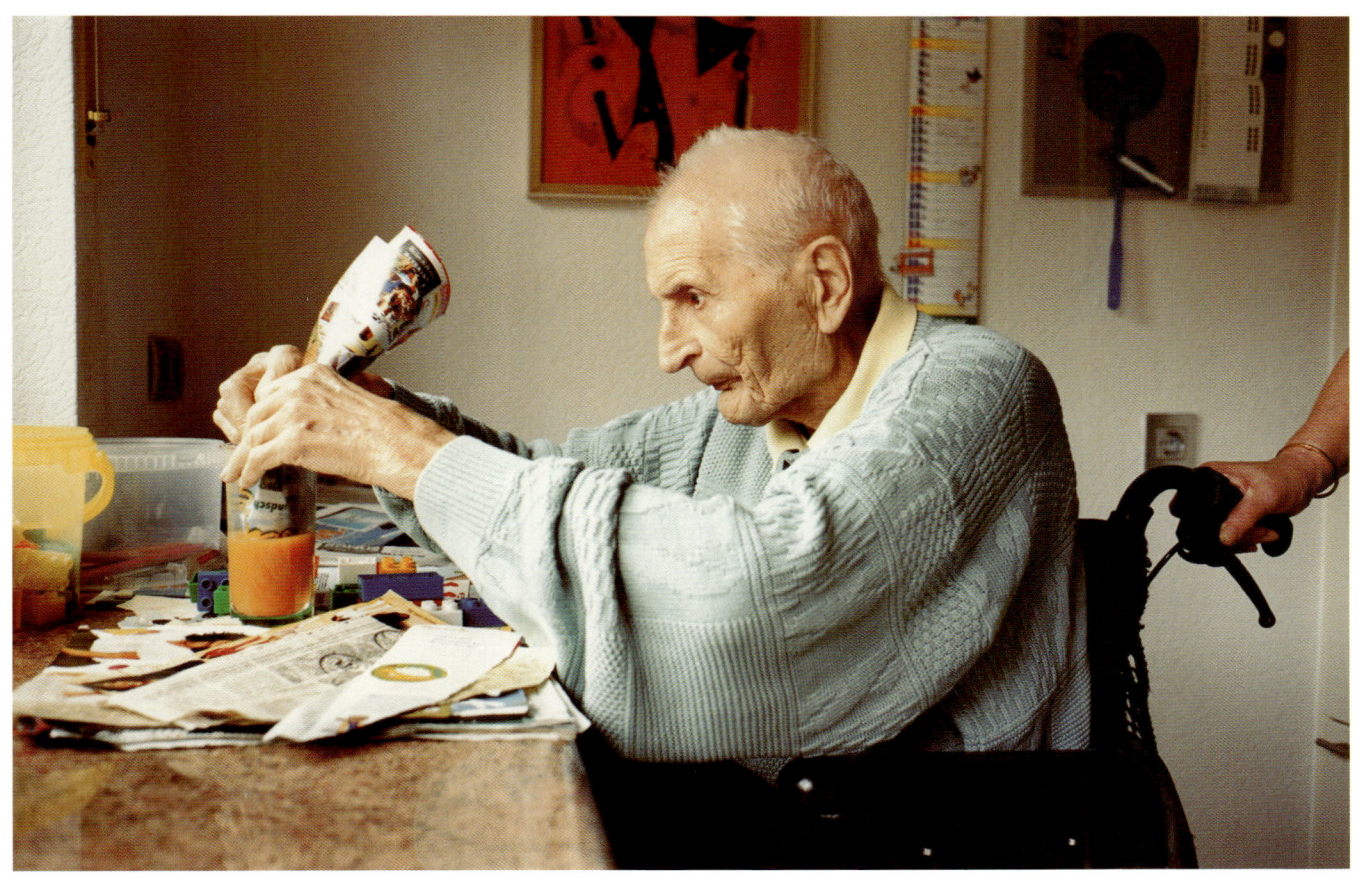

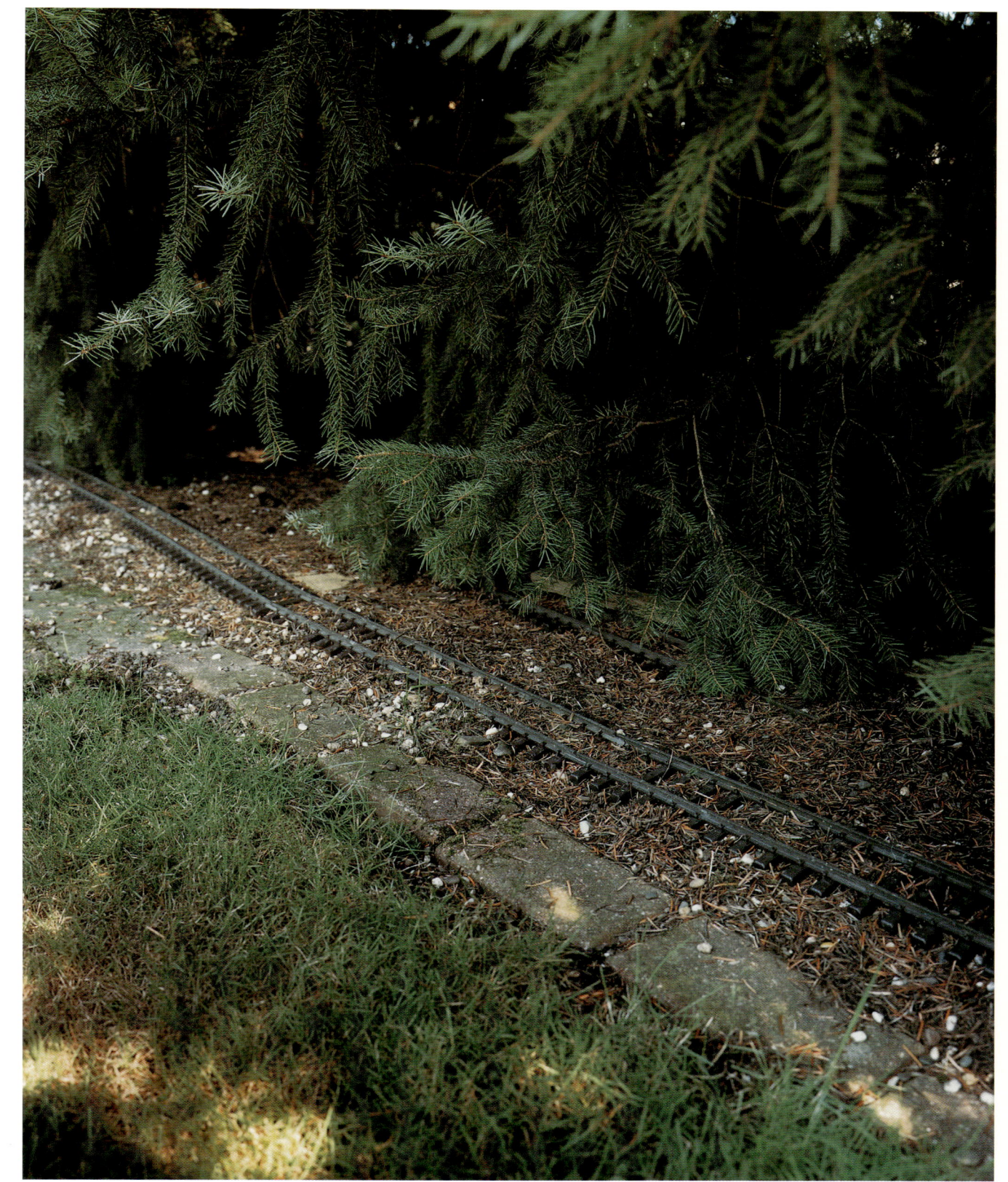

# Gisela (geb. 1938, kaufmännische Angestellte, seit etwa vier Jahren erkrankt)
## und Ernst (geb. 1938, technischer Kaufmann)

*„Körperlich ist Gisela fit. Blutdruck in Ordnung, zu Fuß kann sie von Mülheim bis nach Oberhausen laufen, wo früher ihre Eltern gewohnt haben. Sie kann stundenlang mit dem Rad fahren. Der Kopf will aber nicht mehr so. Wäschestücke, die repariert werden sollten, versteckte sie in einer Tonne und kaufte immer neue. Manchmal ist sie lieb, dann wieder garstig... Mit diesem ‚Auf und Ab' der Stimmung komme ich nicht klar. Ich kann mich nicht mit dem Gedanken abfinden, dass Gisela an Demenz erkrankt ist. Ich habe lange nach den Ursachen geforscht und denke, dass neben der genetischen Disposition auch der Stress Einfluss hatte. Der langsame Niedergang der Firma, in der sie arbeitete, die Entlassungen der langjährigen Mitarbeiter und schließlich die eigene Kündigung. Wir haben in Berlin einen Therapeuten ausfindig gemacht, aber er konnte nicht helfen. Medikamente haben nur Nebenwirkungen gehabt."*     *Ernst*

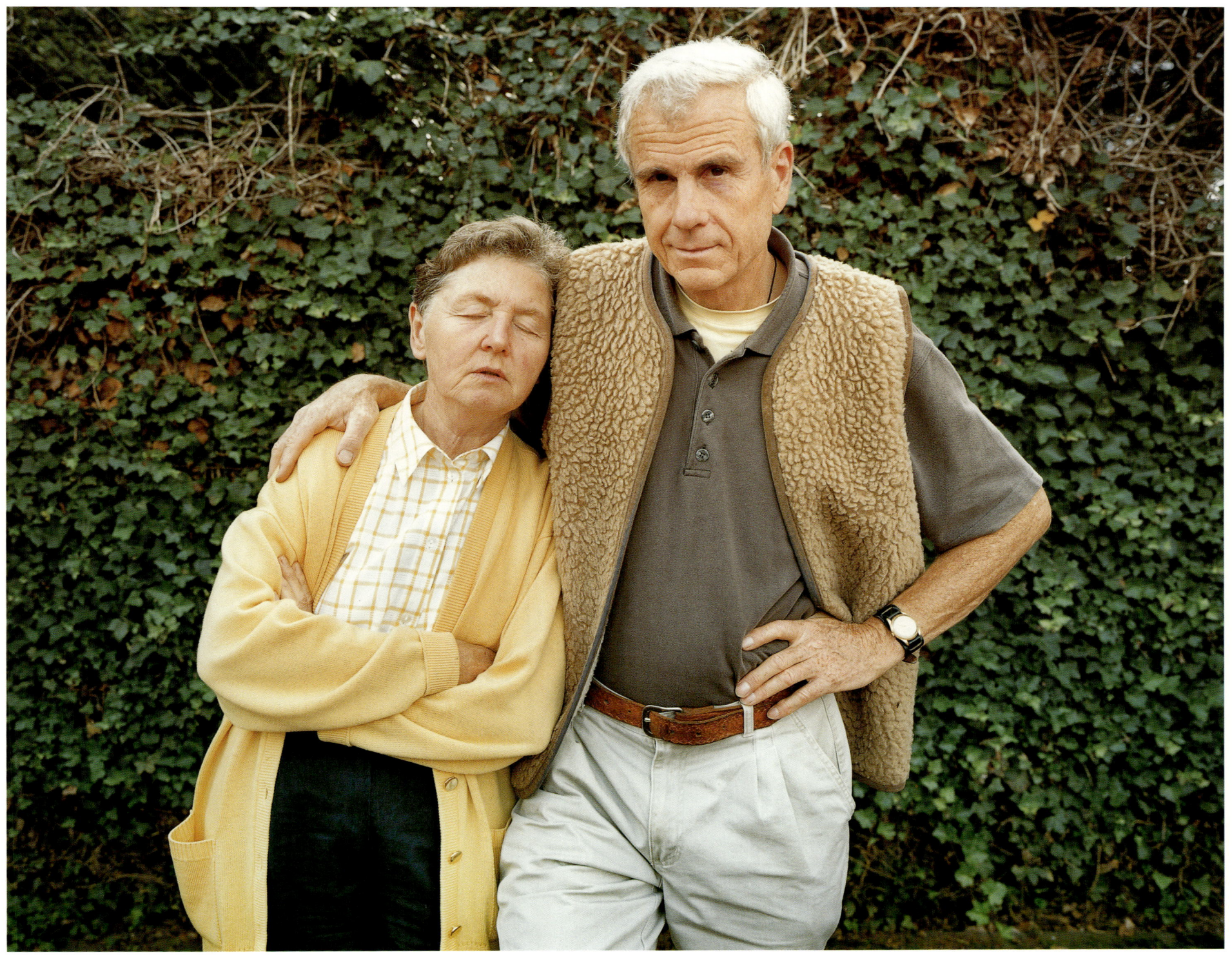

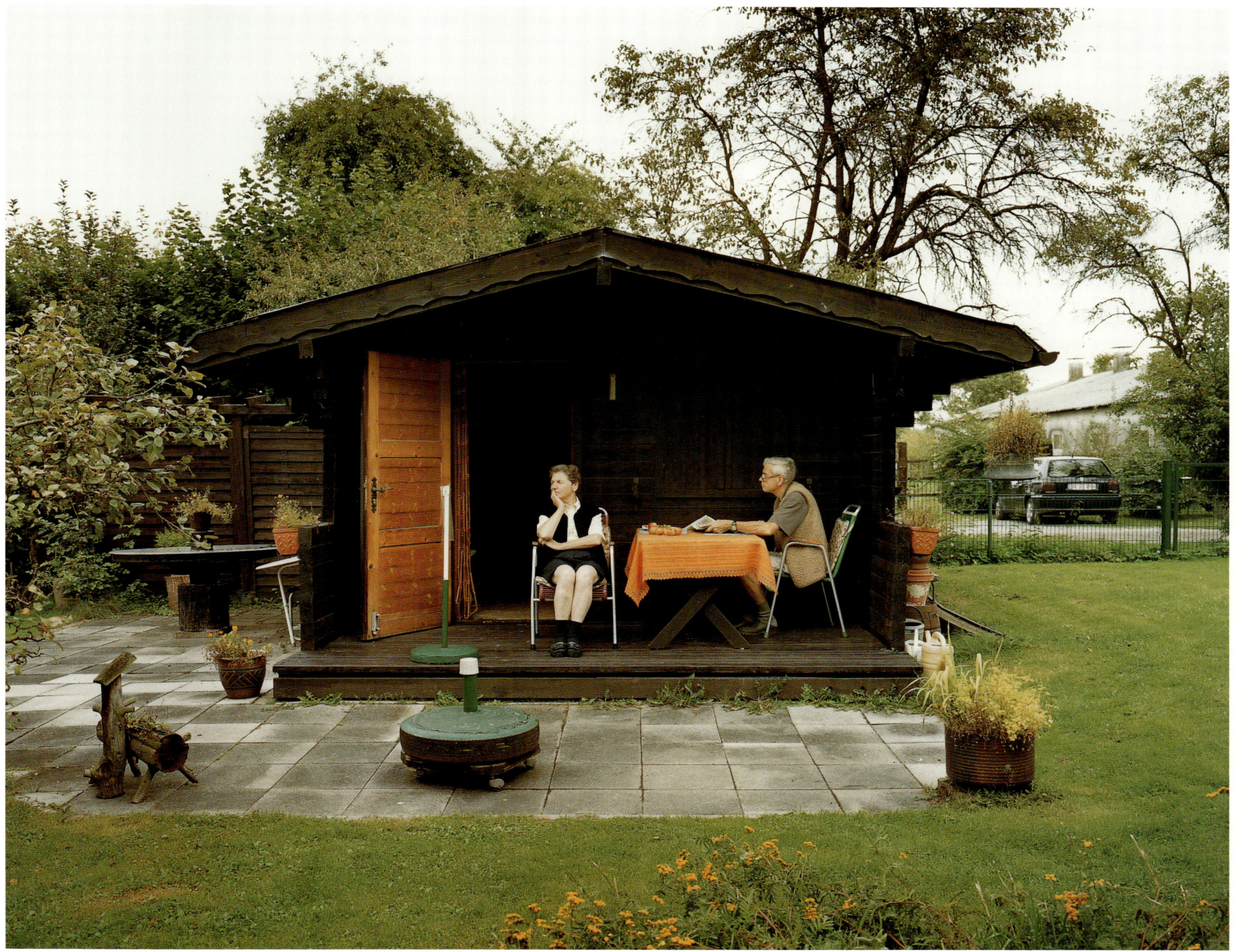

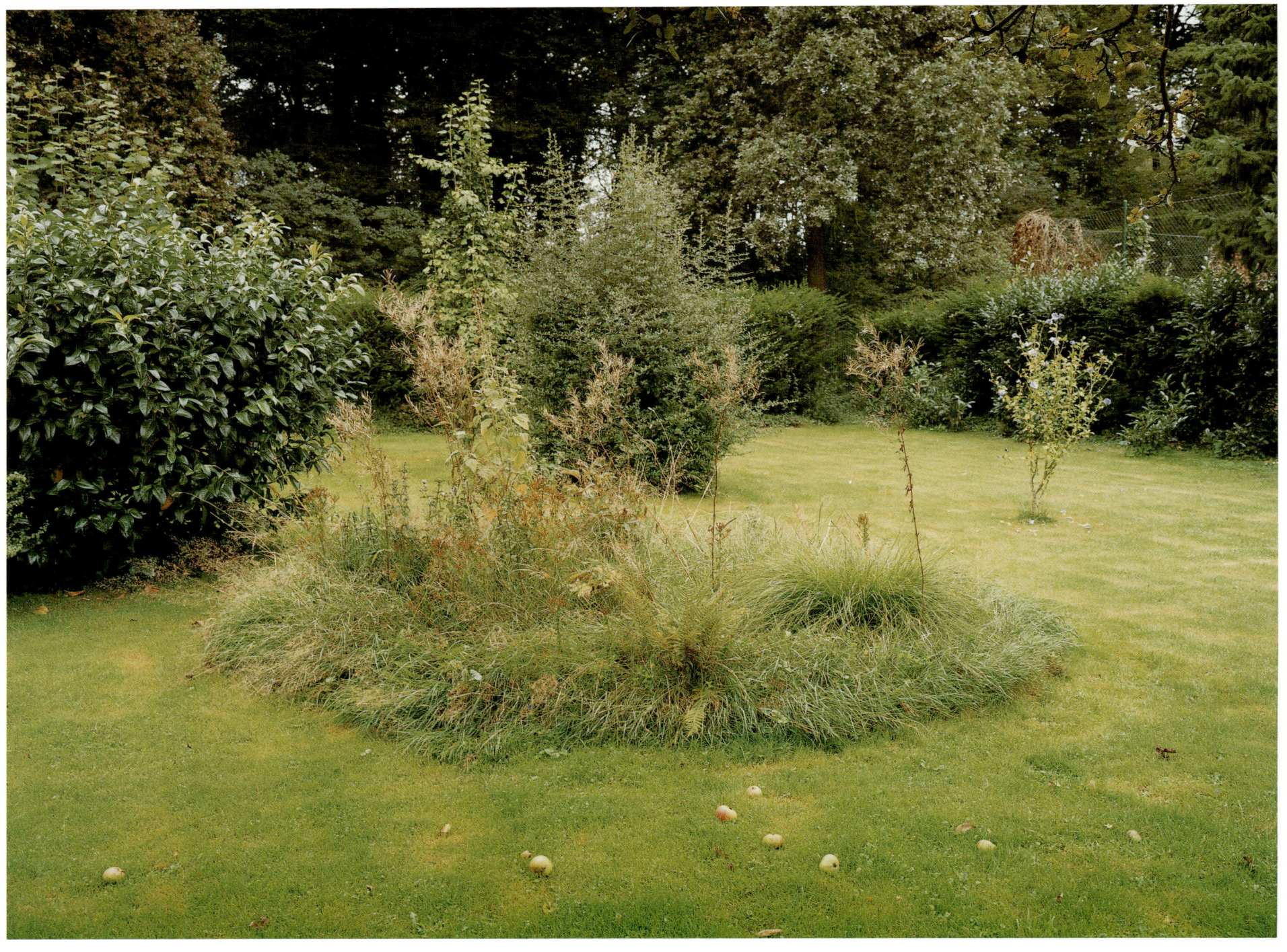

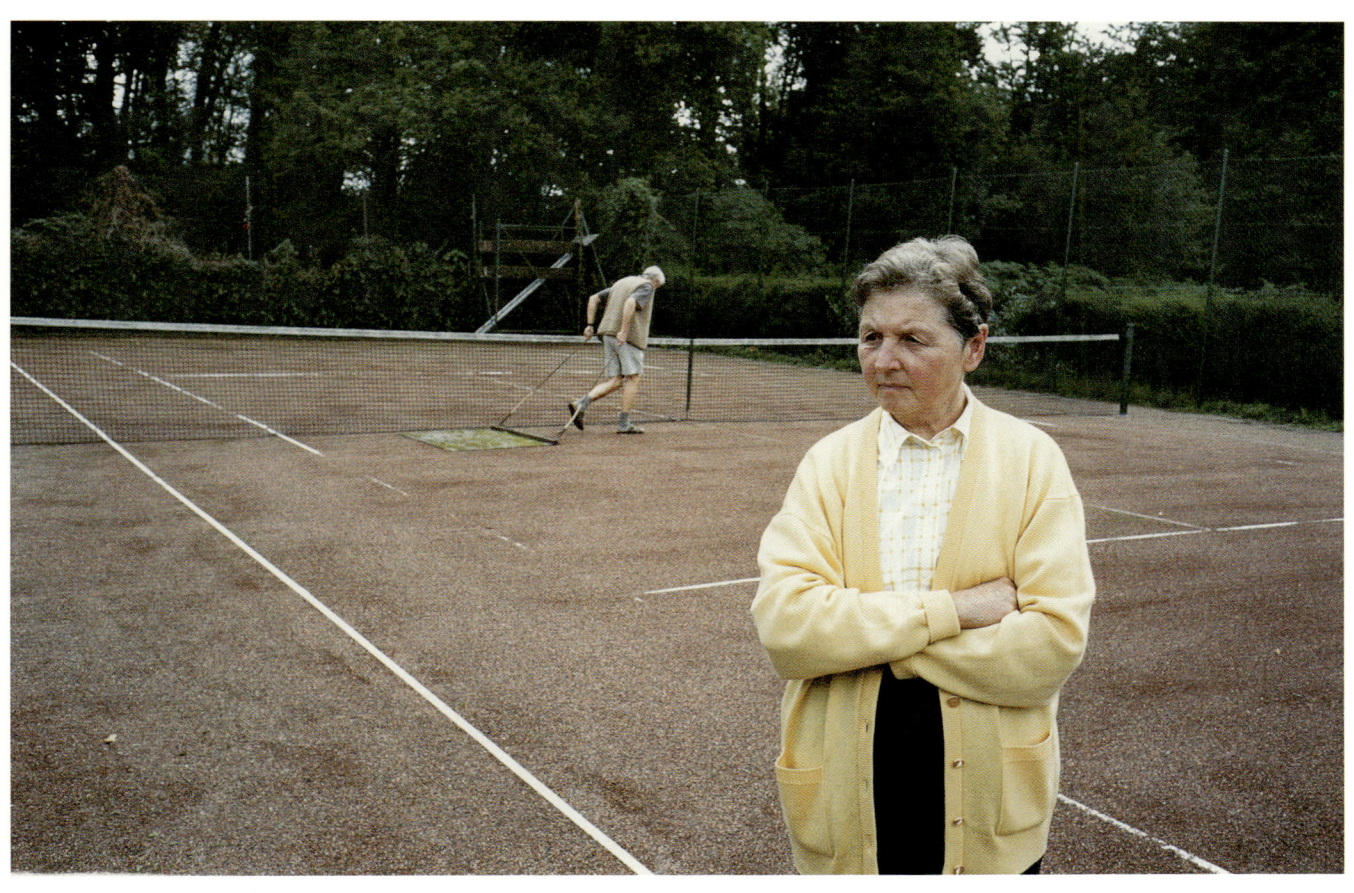

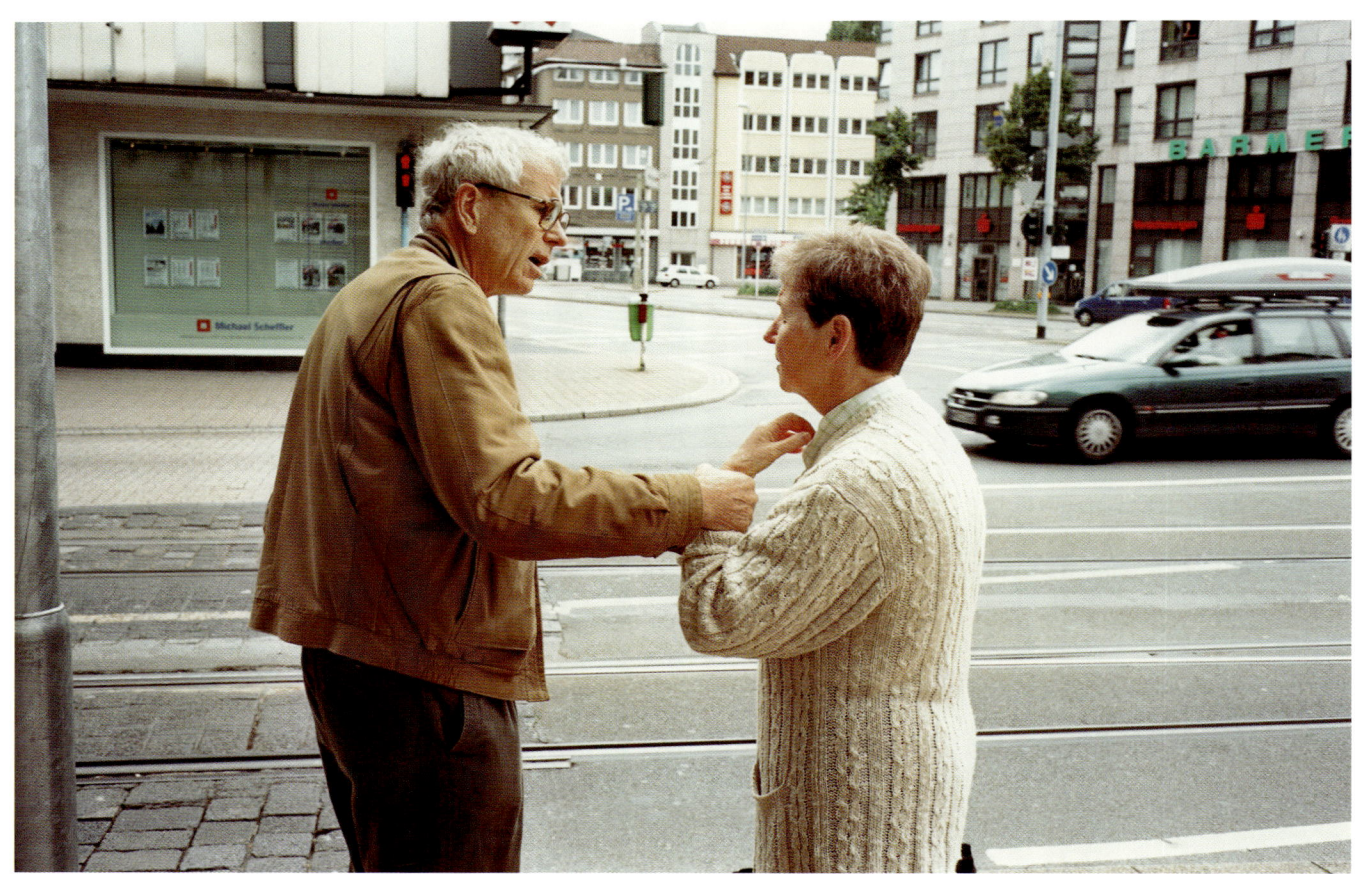

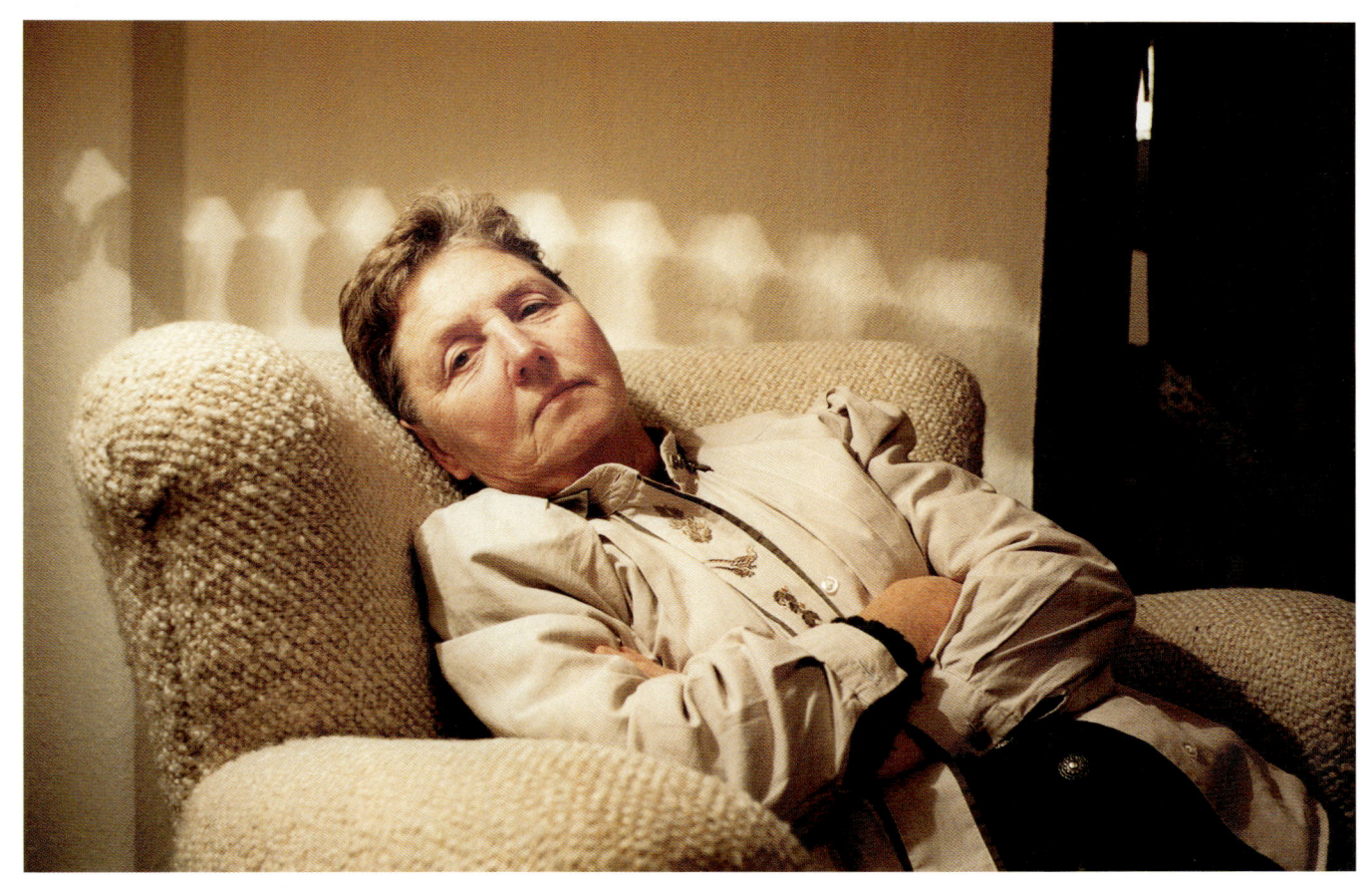

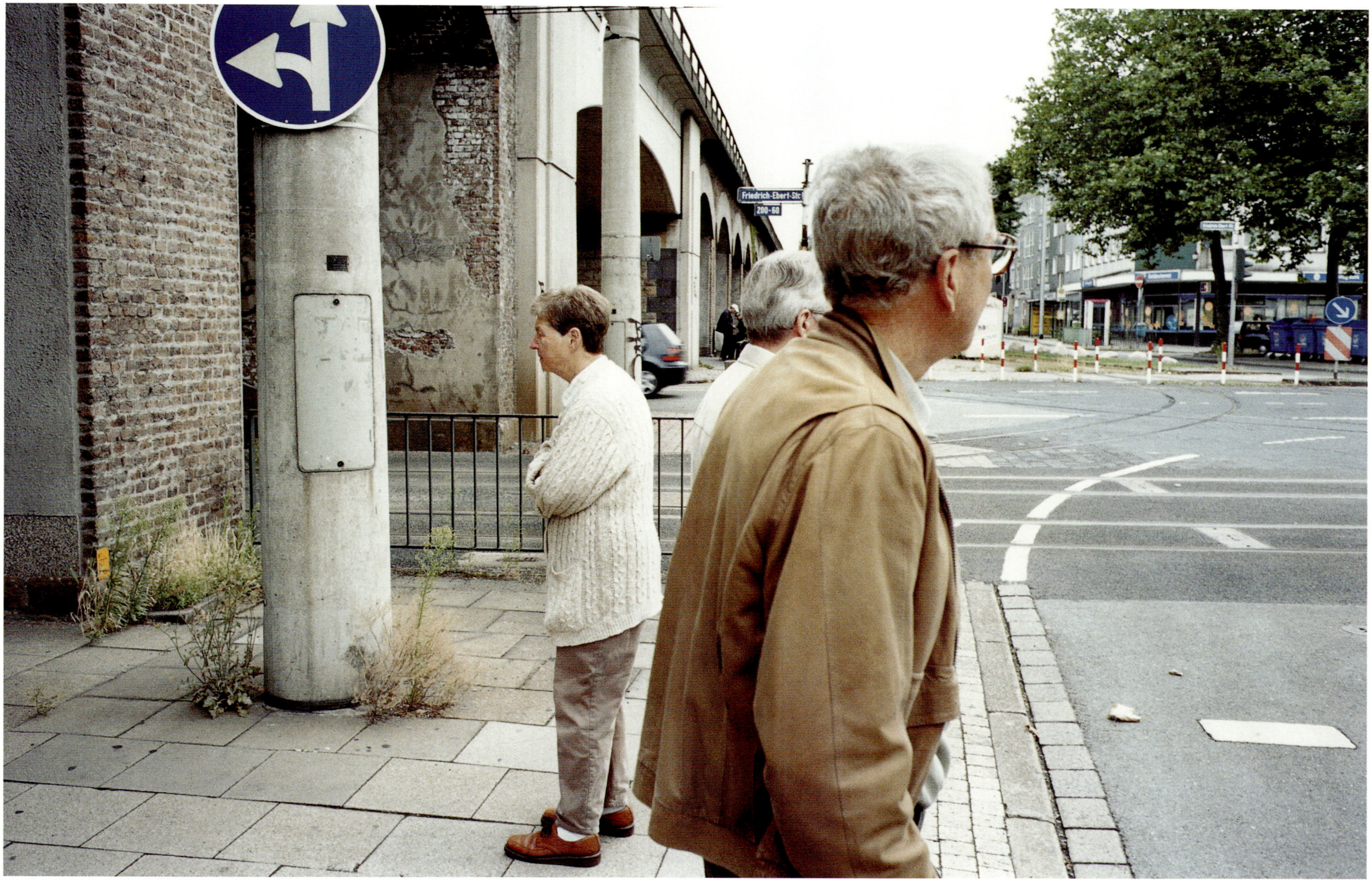
Friedrich-Ebert-Str
200-60

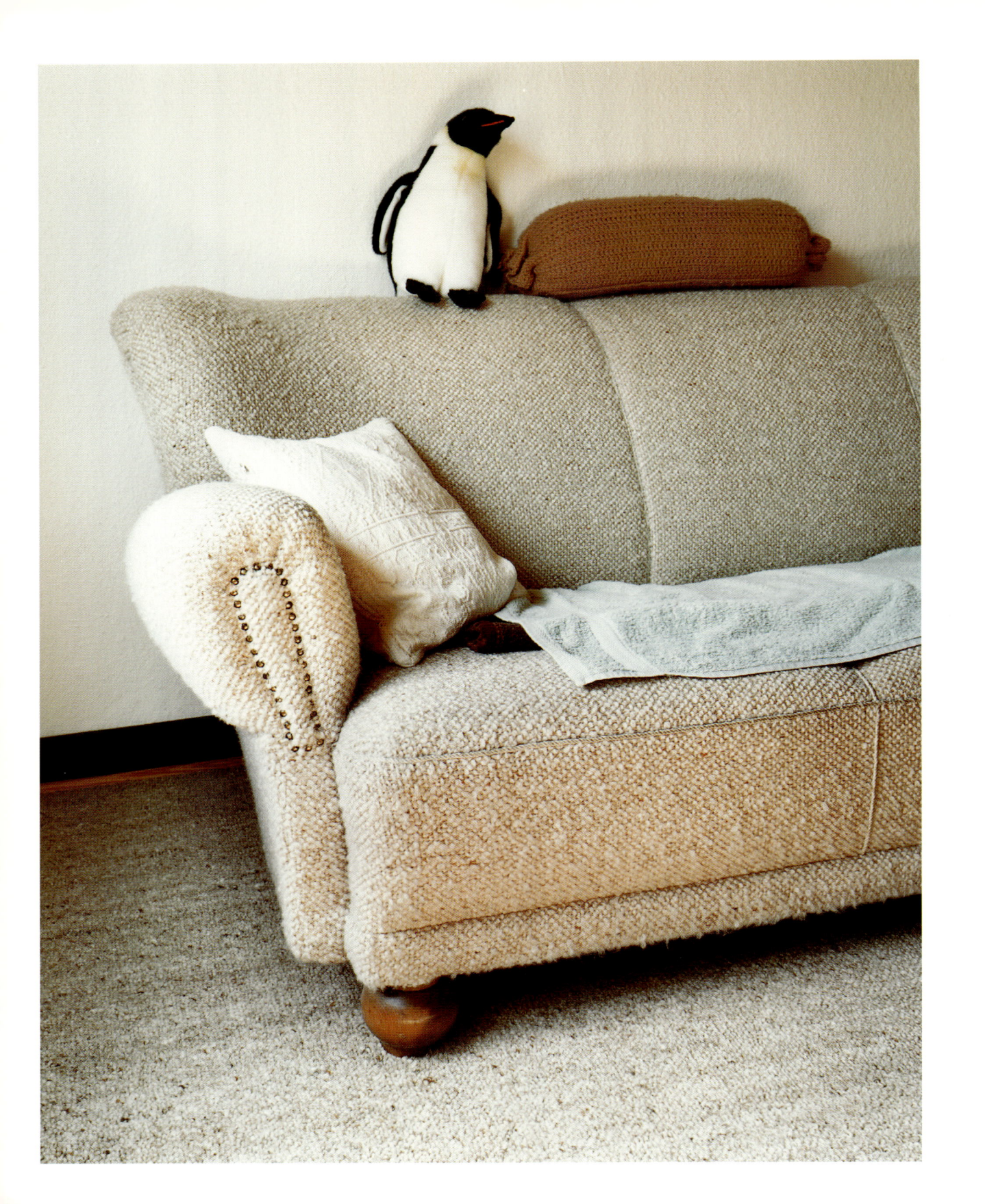

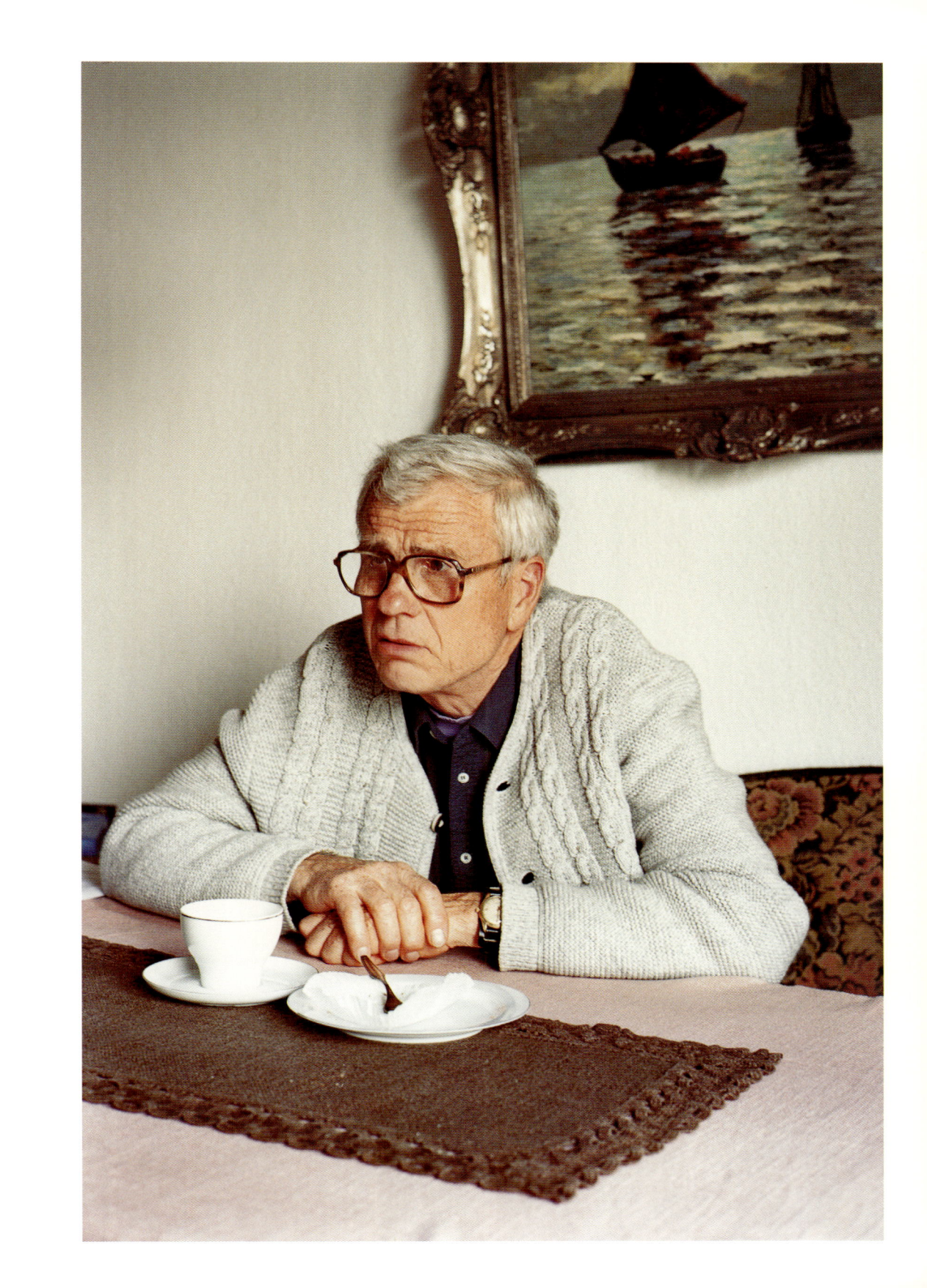

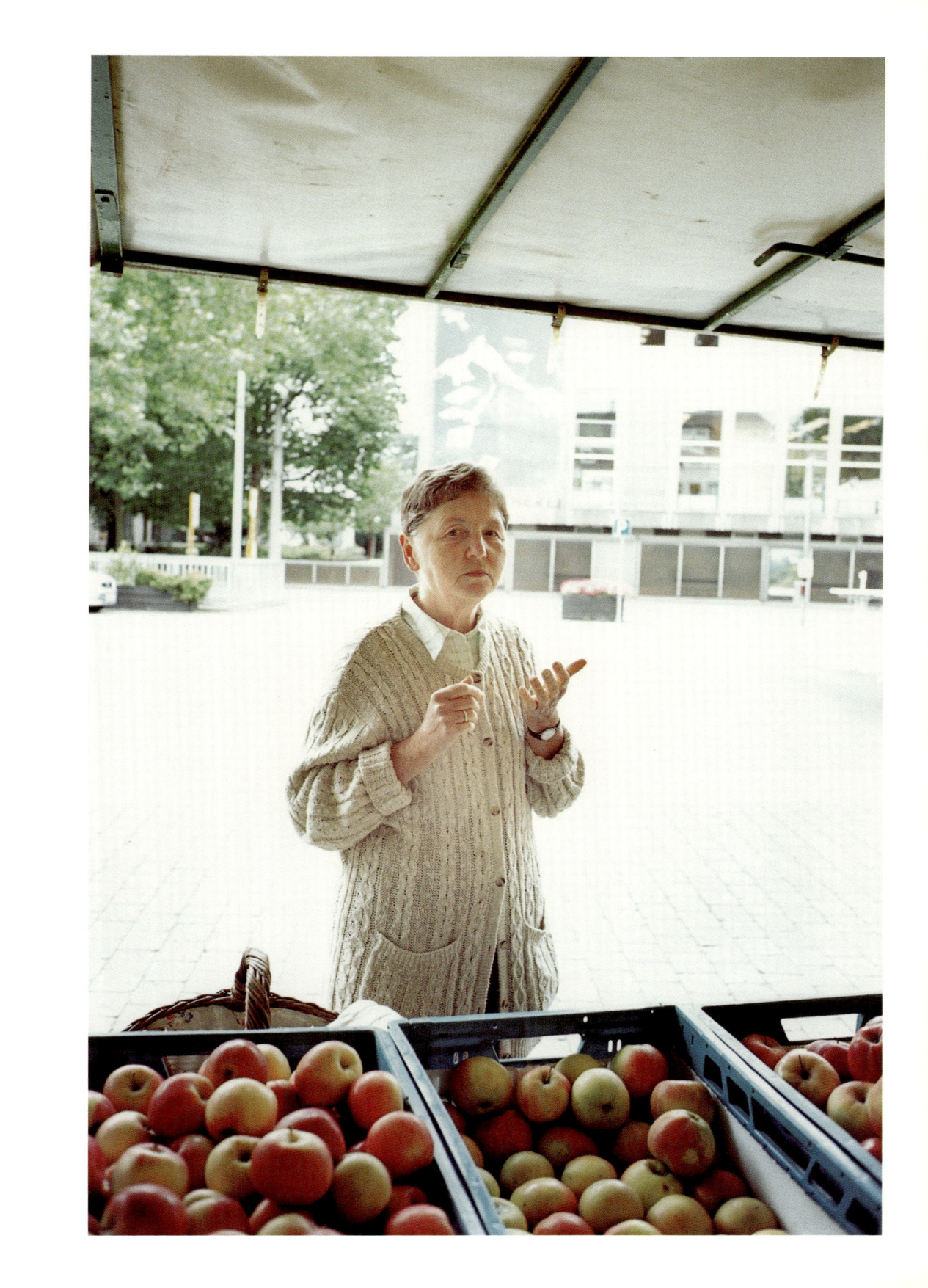

41

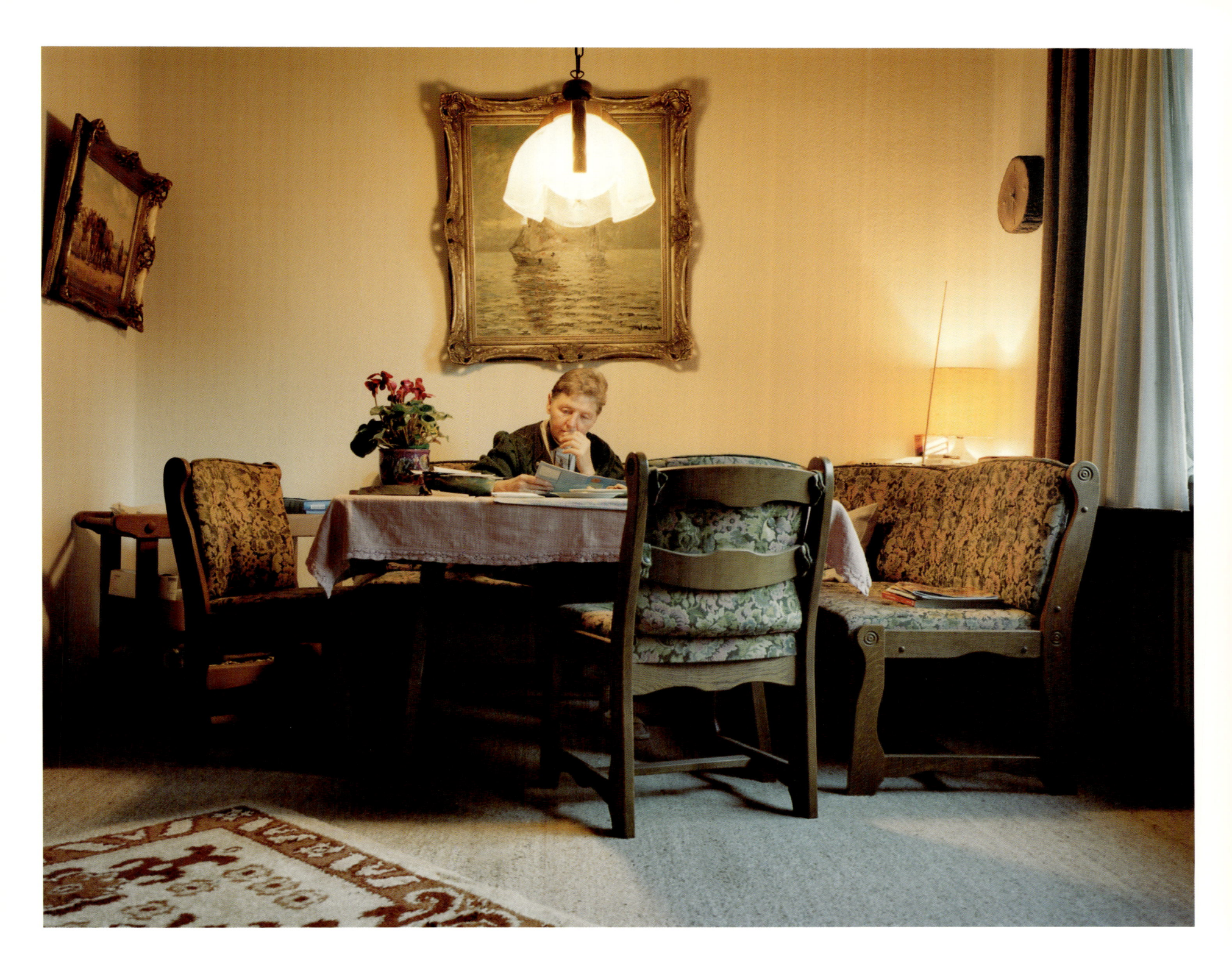

# Elisabeth *(geb. 1932, berufstätig, seit etwa 10 Jahren erkrankt)*
## und Detlef *(geb. 1936, Kraftfahrer)*

*„Dass mit Elisabeth etwas nicht stimmt wurde klar, als sie während eines Urlaubs nach dem Spaziergang an der großen Hotelanlage einfach vorbeigelaufen ist. Beim Arzt war sie dann nicht im Stande eine Uhr mit den Zeigern auf ‚10 nach 11' zu zeichnen. Die Diagnose ‚Alzheimer' hat sie damals erschüttert; sie hat geweint.*

*Inzwischen weiß sie nicht mehr was ‚Alzheimer' ist. Manchmal tippt sie sich schmunzelnd an die Stirn und sagt: ‚Alles vergessen!' Für Häkeln und Stricken ist sie zu unruhig, Fernsehen scheint sie zu langweilen, und bei Hausarbeiten macht sie nicht mit. ‚Ich habe damals bei Krupp genug gearbeitet' sagt sie zur Entschuldigung. Ja, seit ihrem 13. Lebensjahr war sie bei der Firma.*

*Lediglich das Spazieren bereitet ihr große Freude. Leider wird sie zunehmend durch Gleichgewichtsstörungen beeinträchtigt. Auch auf einer ebenen Fläche driftet sie nach rechts ab, neigt sich beim Gehen stark nach vorne und wird immer schneller. Ohne Unterstützung würde sie ständig stürzen und ich kann sie deshalb nicht alleine lassen.*

*Besonders belastend sind die Nächte. Elisabeth muss mindestens viermal auf die Toilette geführt werden. Sie schläft sehr unruhig, leidet wohl unter Alpträumen, und wenn sie über mich schlecht geträumt hat, dann hält sie es für Realität und schimpft laut. Es tut weh, aber inzwischen weiß ich, dass sie nicht mehr der Mensch ist, den ich einmal geliebt habe."*

Detlef

*Nachtrag: Elisabeth ist am 15. Februar 2006 verstorben*

45

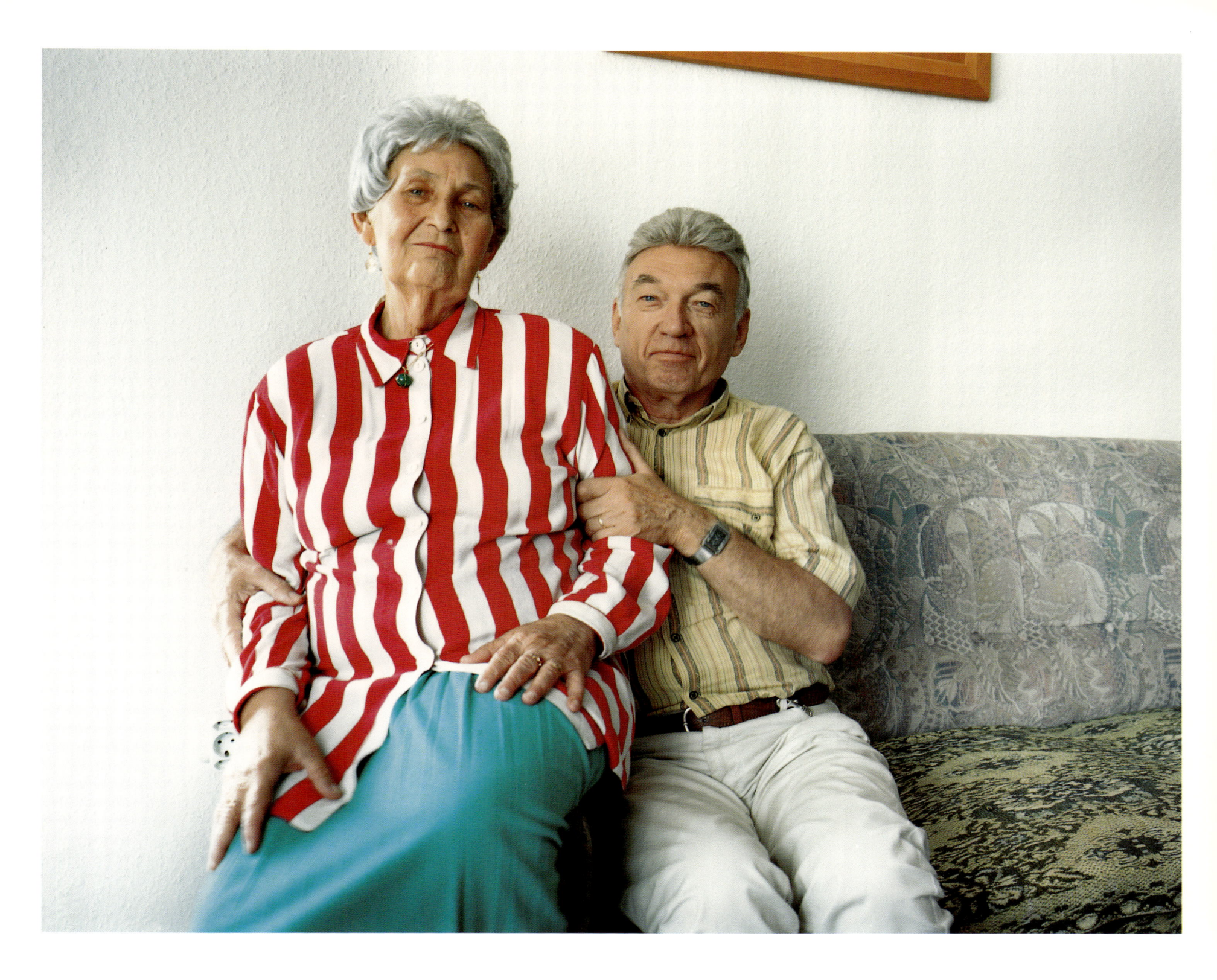

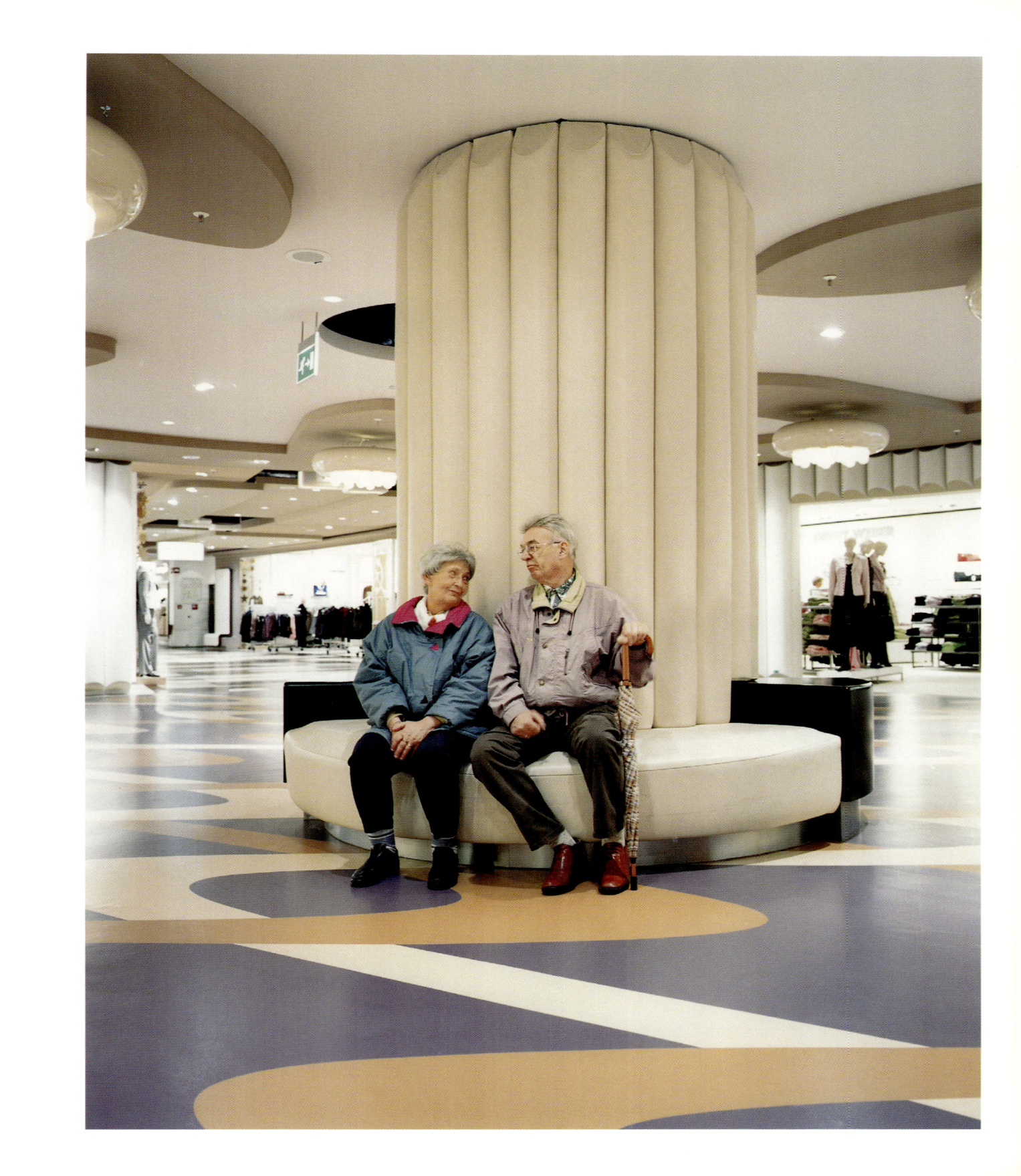

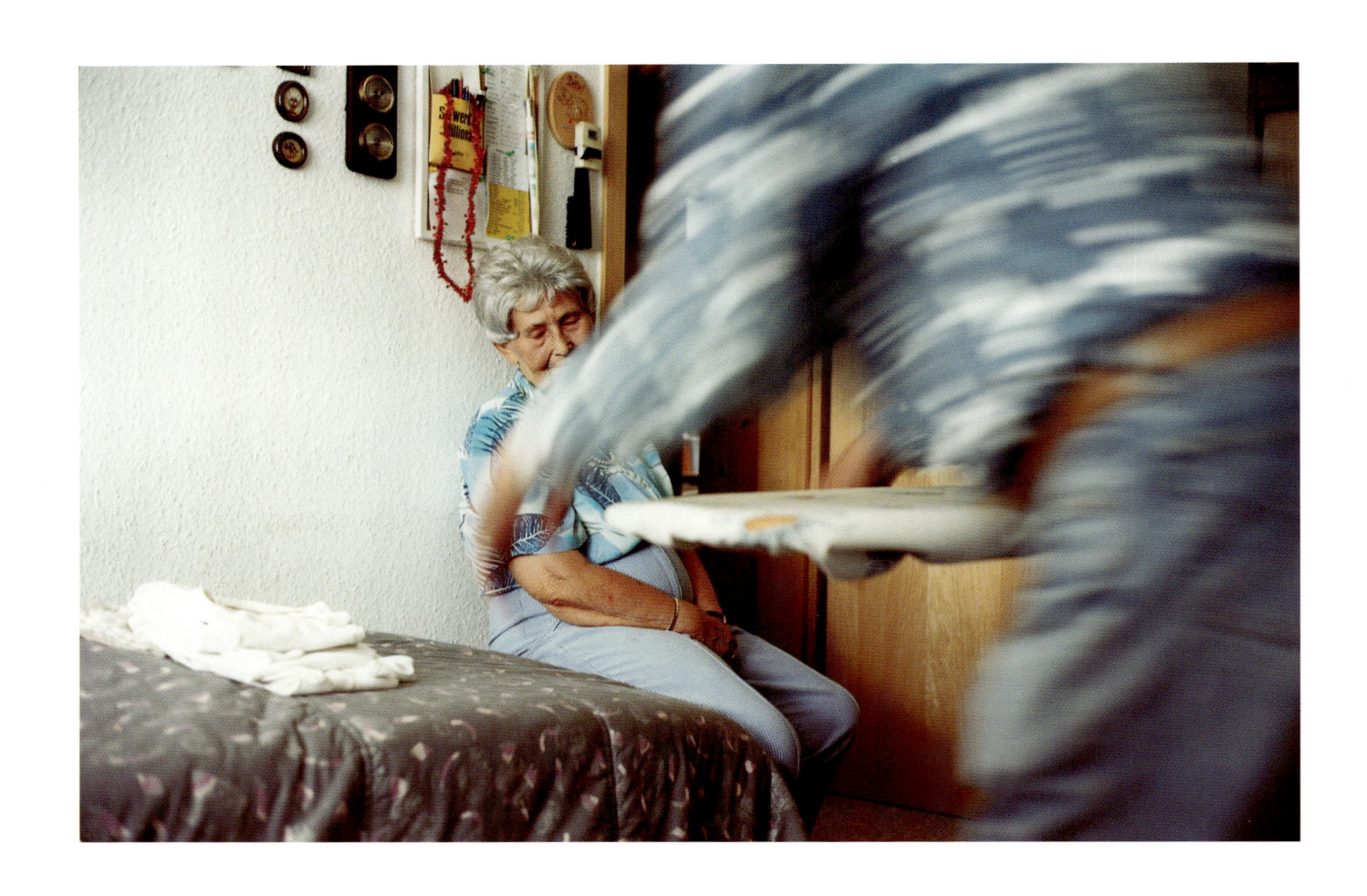

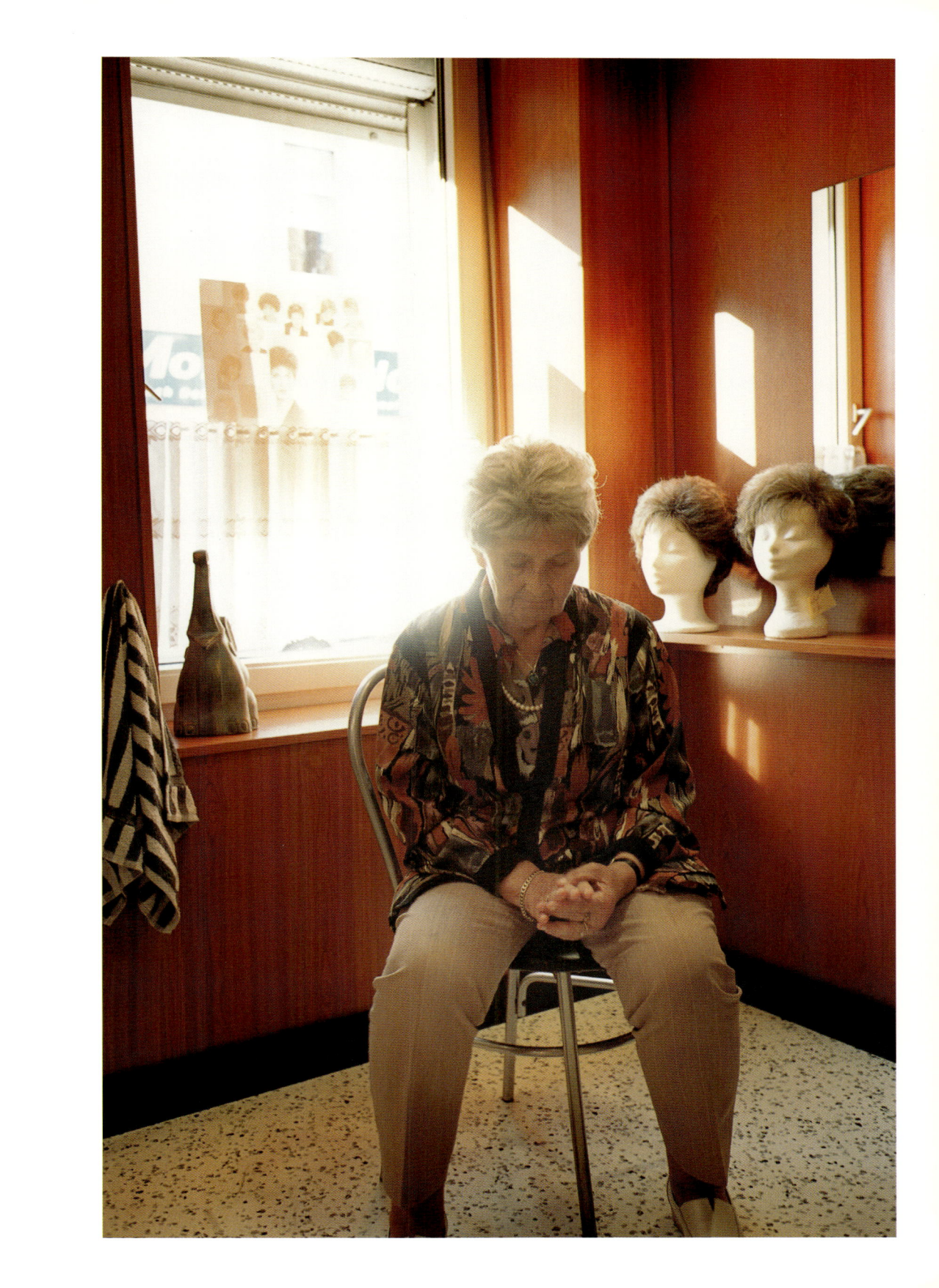

50

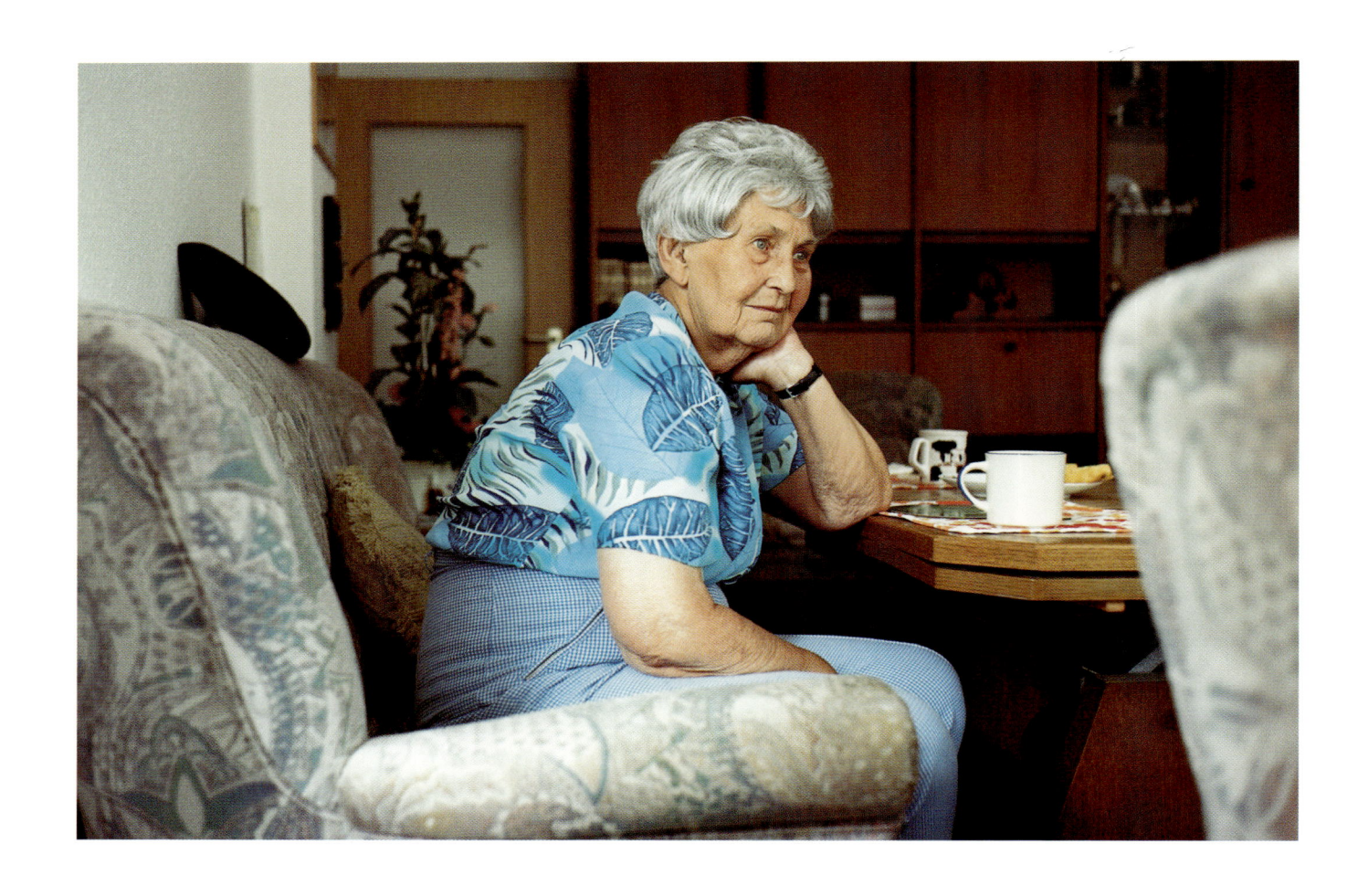

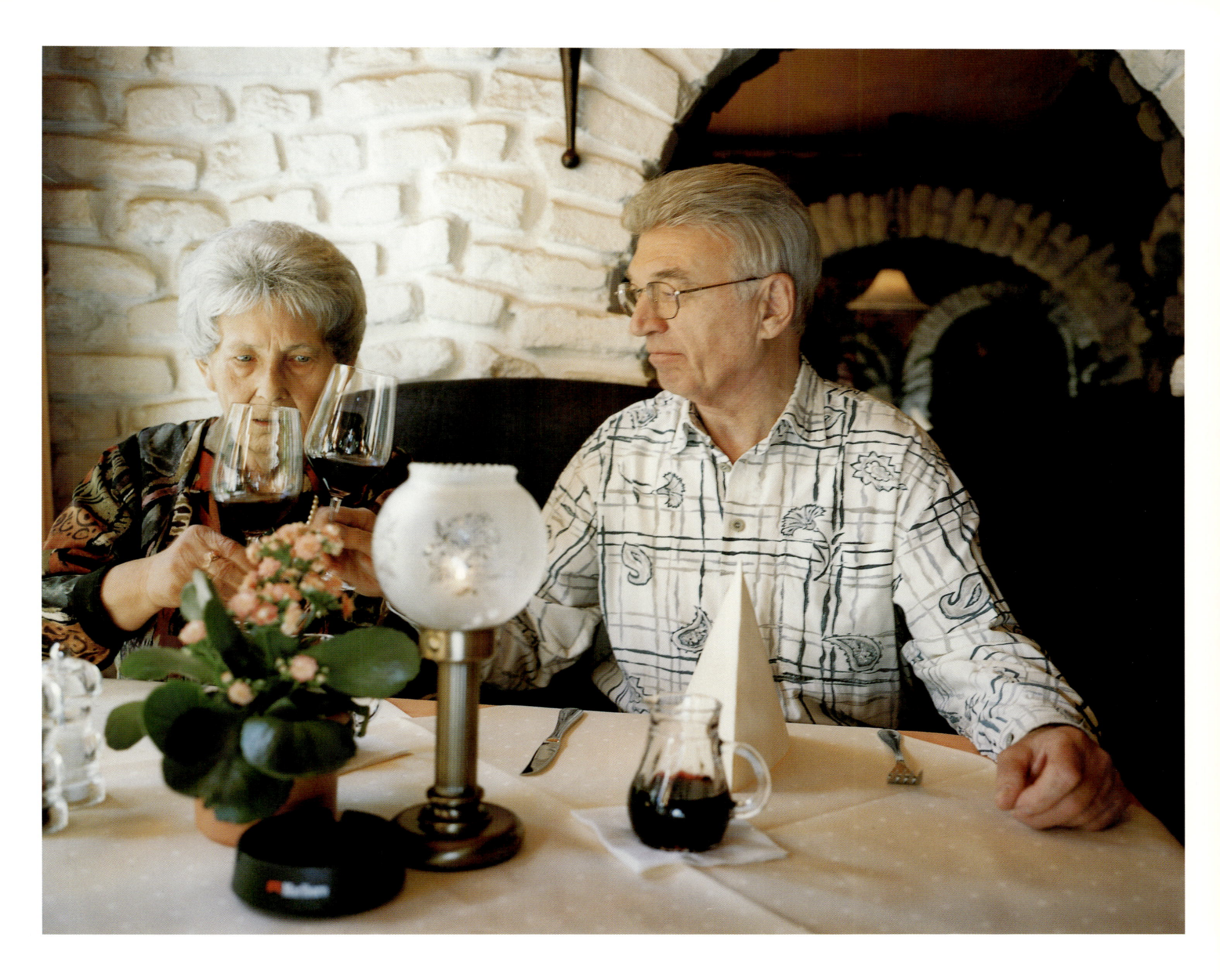

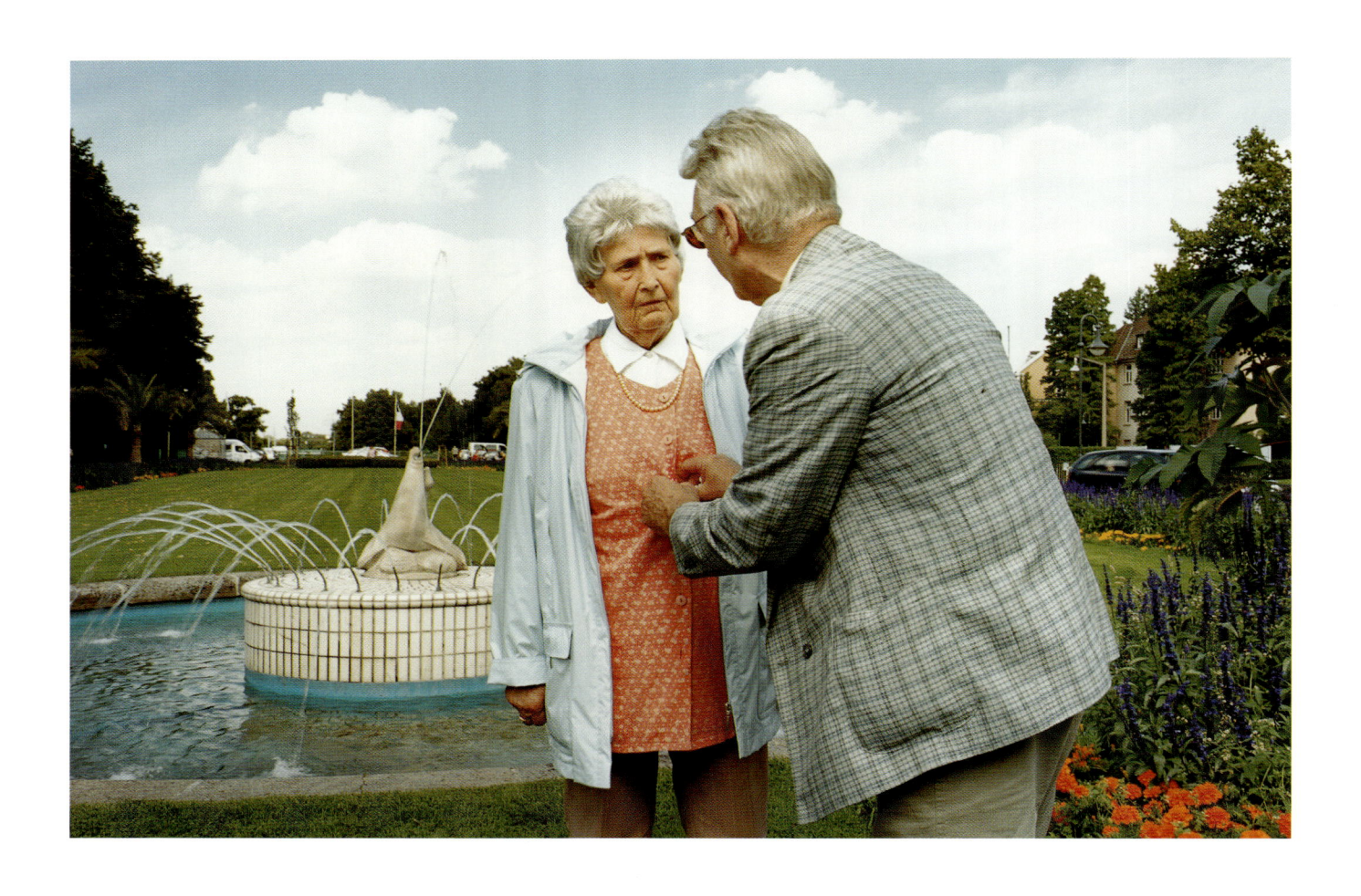

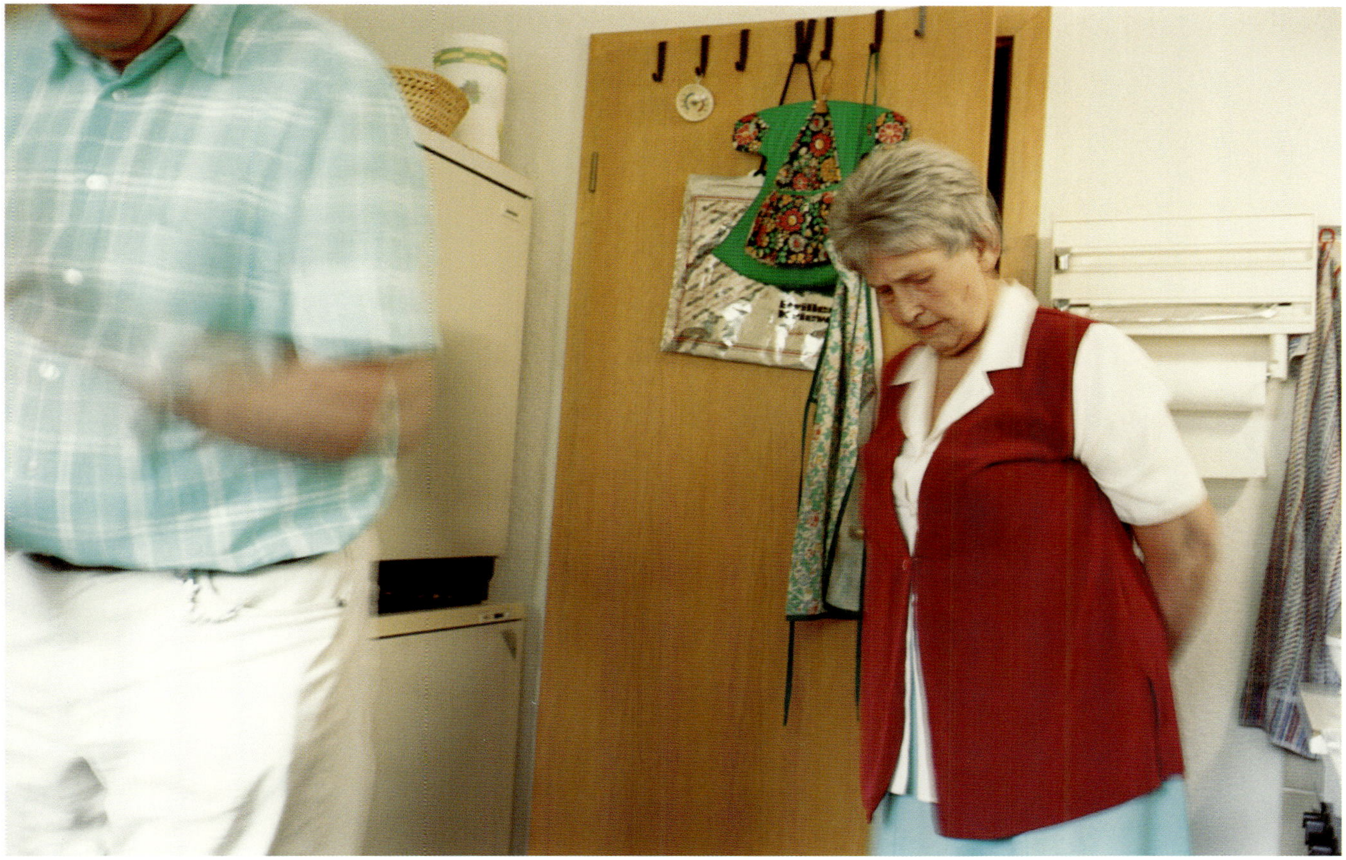

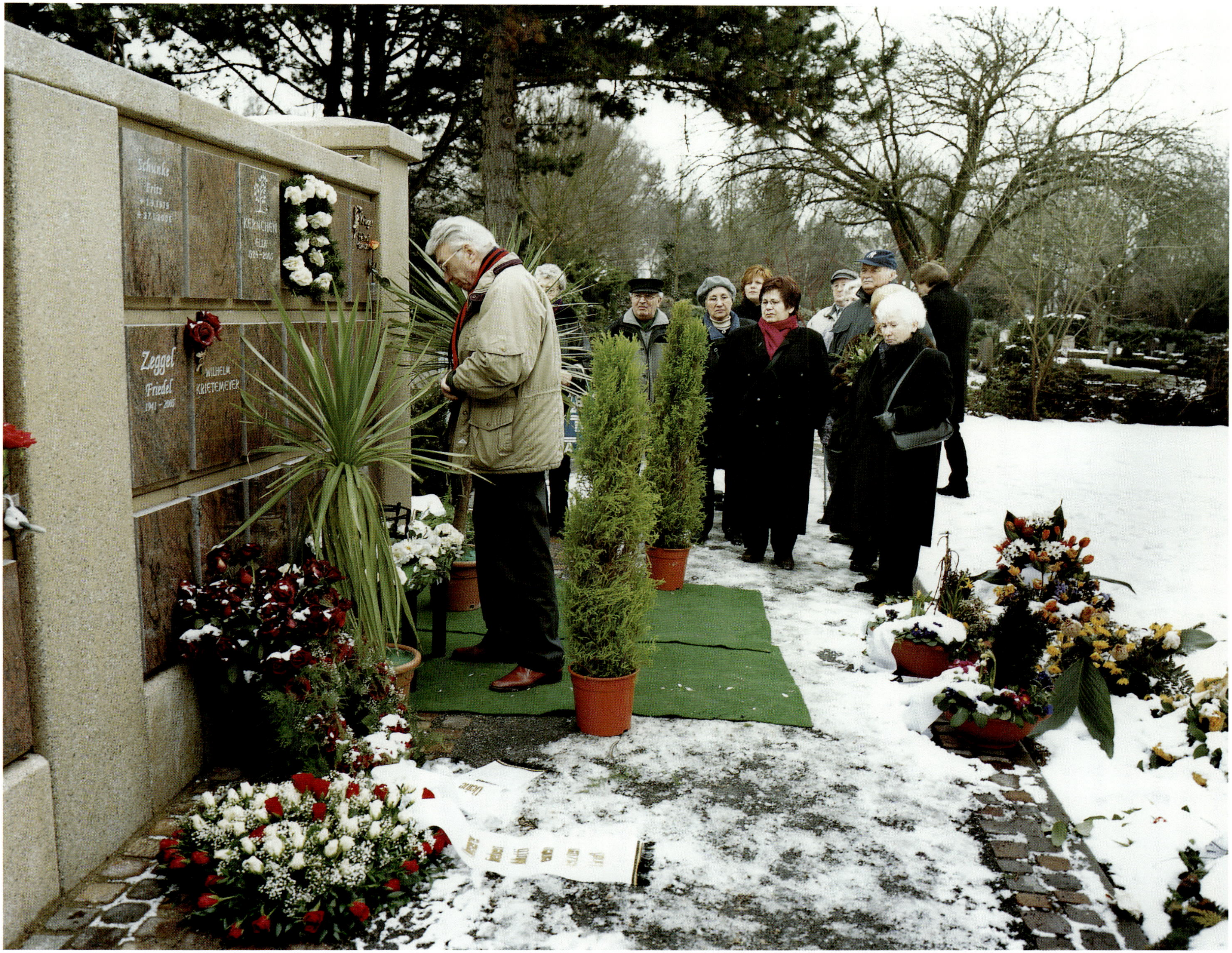
Schunke
KERNCHEN
Zeggel
Friedel
WILHELM
KRIETEMEYER

# Werner (geb. 1923, technischer Zeichner, seit etwa drei Jahren erkrankt) und Rosemarie (geb. 1928, Erzieherin)

*„Mein Mann ist sehr fleißig gewesen, hat gern gearbeitet und das hat sich auch ausgezahlt. Die Altersplanung ist an und für sich sehr gut gelaufen, weil mein Mann ja erst sehr spät krank wurde. Wir haben sehr schöne Reisen in die Schweiz gemacht, im Winter zum Skilaufen und im Sommer zum Wandern... Wir haben das ganze Engadin erwandert, das ist so wunderschön... Wir haben fast alles verwirklichen können, was wir uns vorgenommen haben. Wir haben sehr viel unternommen, Radtouren mit Freunden gemacht... Das Spannendste war, dass wir morgens nicht wussten, wo wir abends schlafen werden. Das fanden wir so toll...*

*Allmählich merkte ich, dass Autofahren meinem Mann immer größere Schwierigkeiten bereitete. Er hat die Richtung verwechselt, Beinaheunfälle gehabt und die Karosserie verbeult. Auch sein Verhalten hat sich verändert, er schien grundlos aufgebracht, zunehmend eigensinnig... Im August 2004 wurde dann leichte Demenz unklarer Herkunft diagnostiziert.*

*Jetzt ist es unterschiedlich. Wir haben blaue Tage und auch graue Tage. Manchmal ist er so, dass ein Außenstehender gar nichts Auffälliges merkt. Dann wieder steht er nachts auf, wäscht sich unendlich lange und sagt einfach, er hätte das Bedürfnis. Wenn ich ihn an etwas hindere, dann wird er aggressiv. Also am besten man widerspricht überhaupt nicht und lässt ihn machen... Wenn ich aber unausgeschlafen bin, werde ich ungeduldig und manchmal auch ungerecht. Er ist irgendwie viel empfindlicher geworden.*

*Mein Mann weiß ja, dass er Alzheimer hat. Wir reden ja darüber gelegentlich. Er will mir irgendetwas erzählen, findet aber die passenden Worte nicht. Dann klopft er sich vor den Kopf und sagt: ‚Diese verdammte Demenz'. Über Emotionen kann man einen demenzkranken Menschen besser erreichen. Wenn mal was ist, dann nehme ich ihn in den Arm und sage: ‚Ach, wir finden schon eine Lösung'."*

Rosemarie

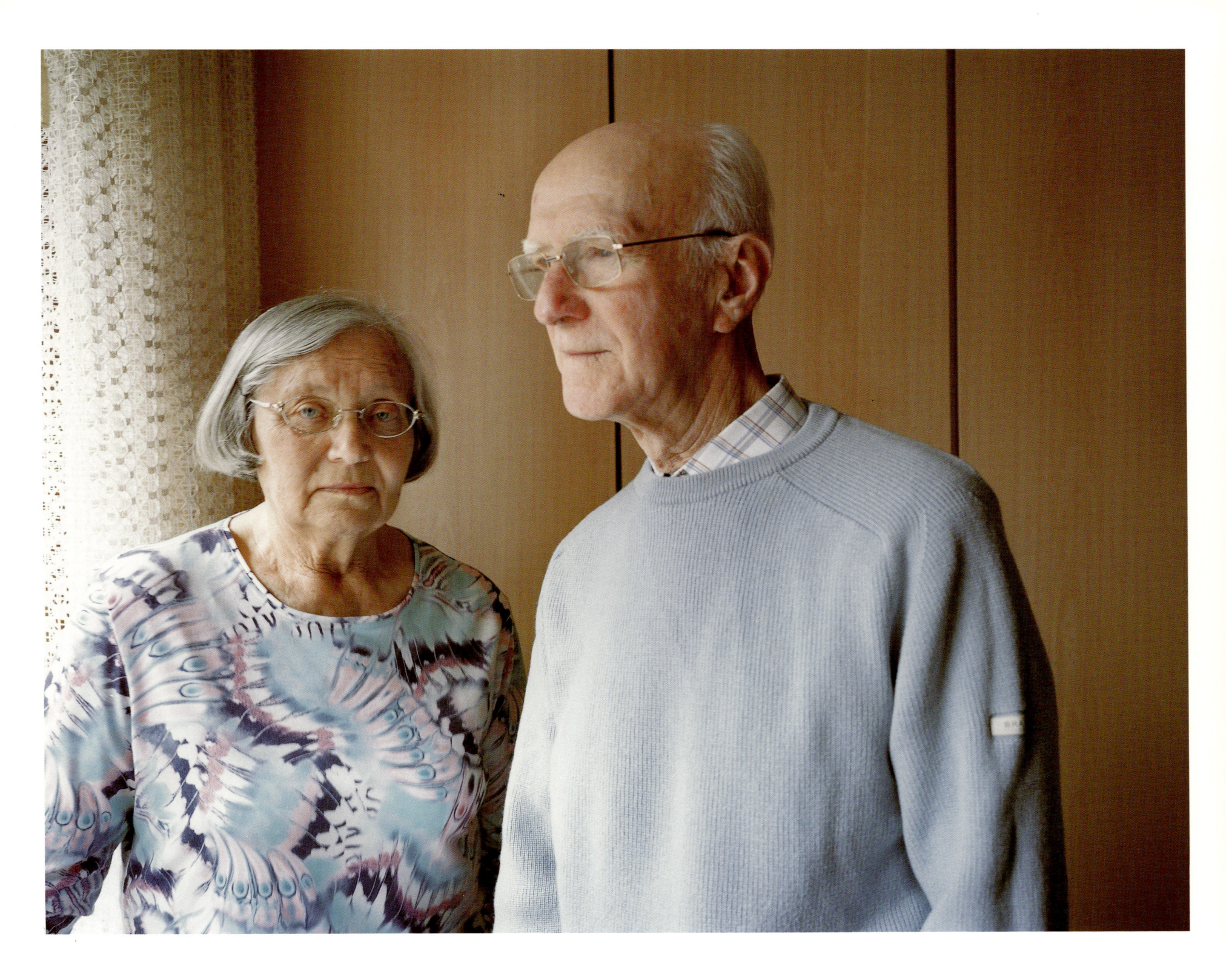

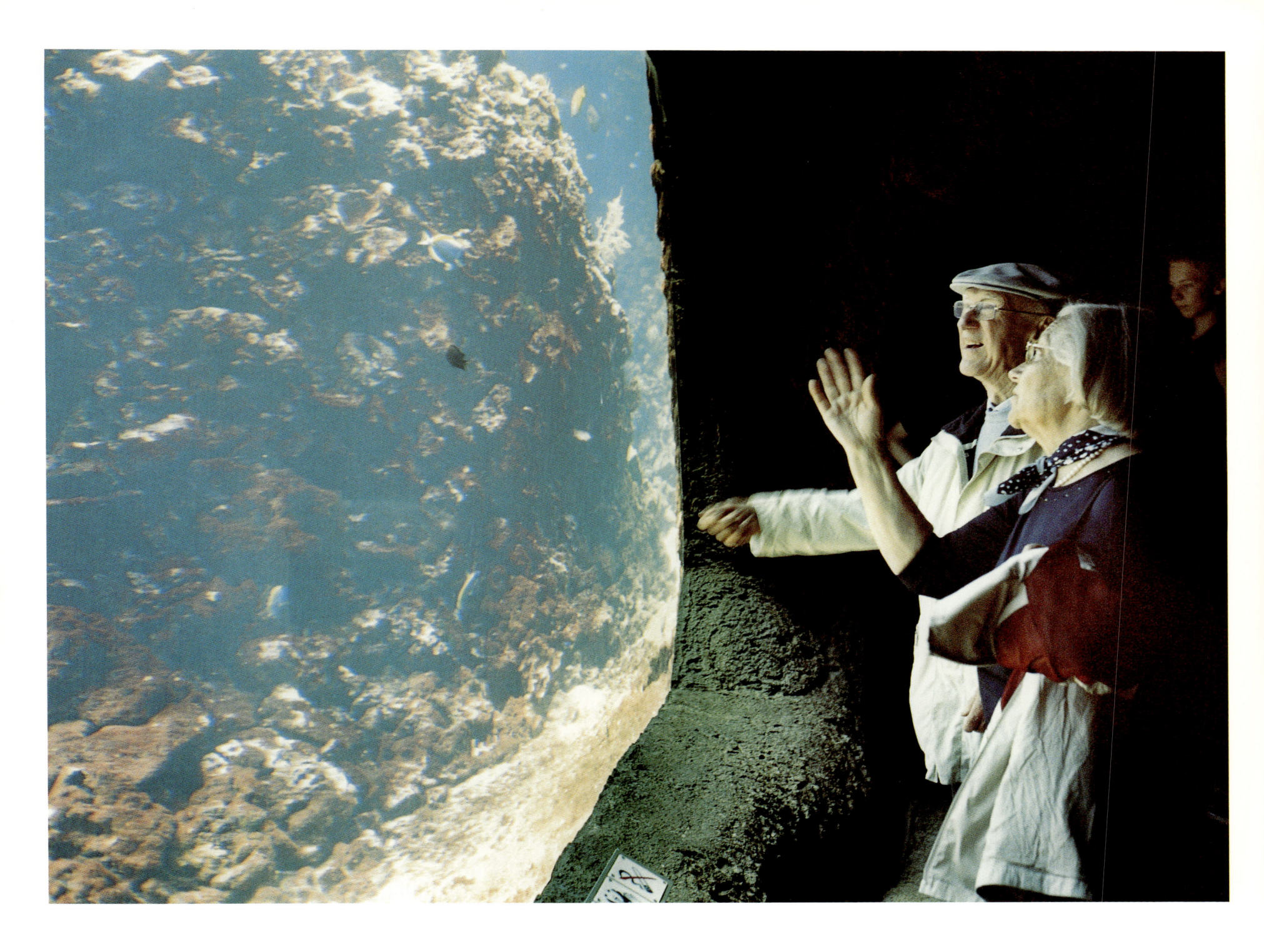

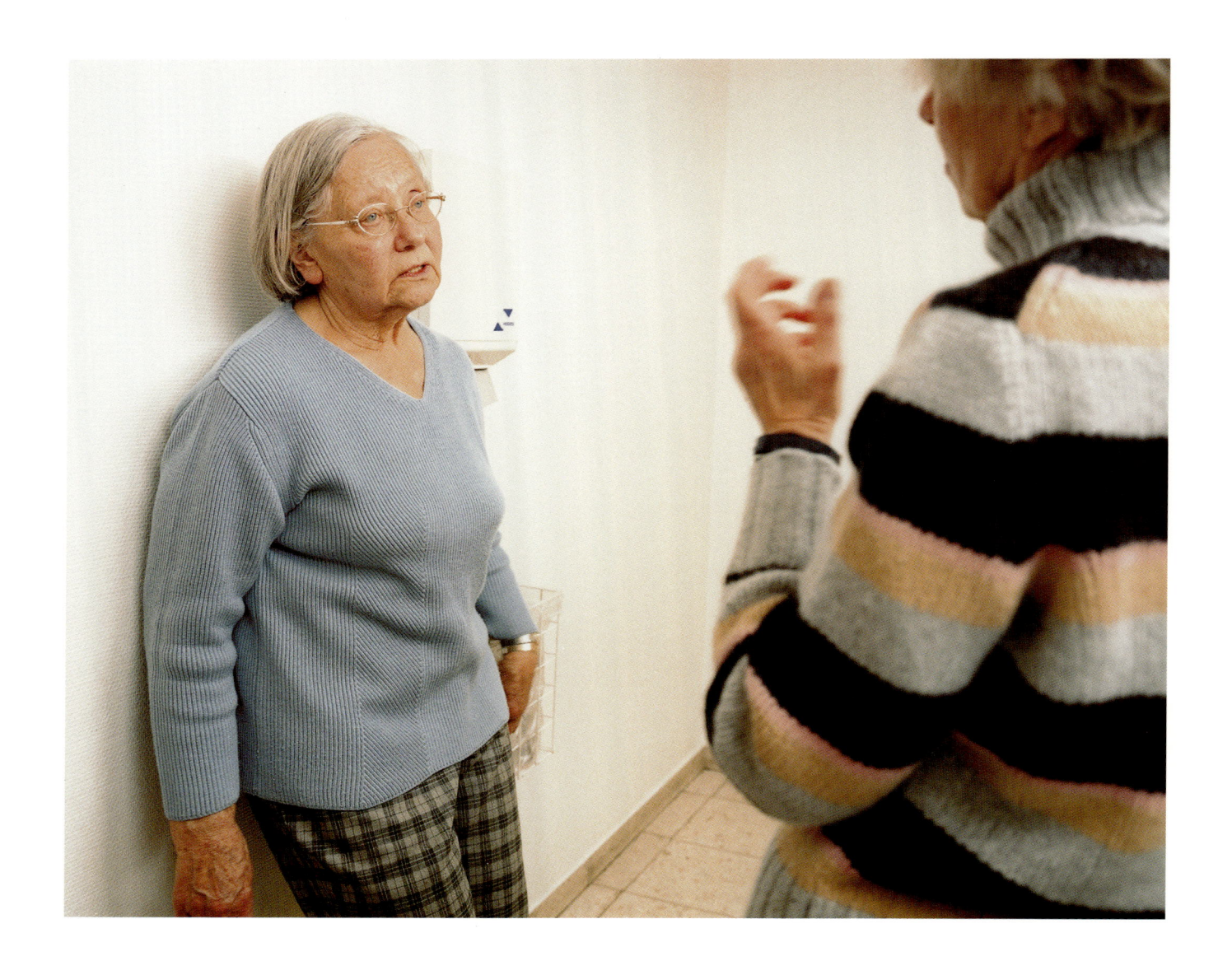

63

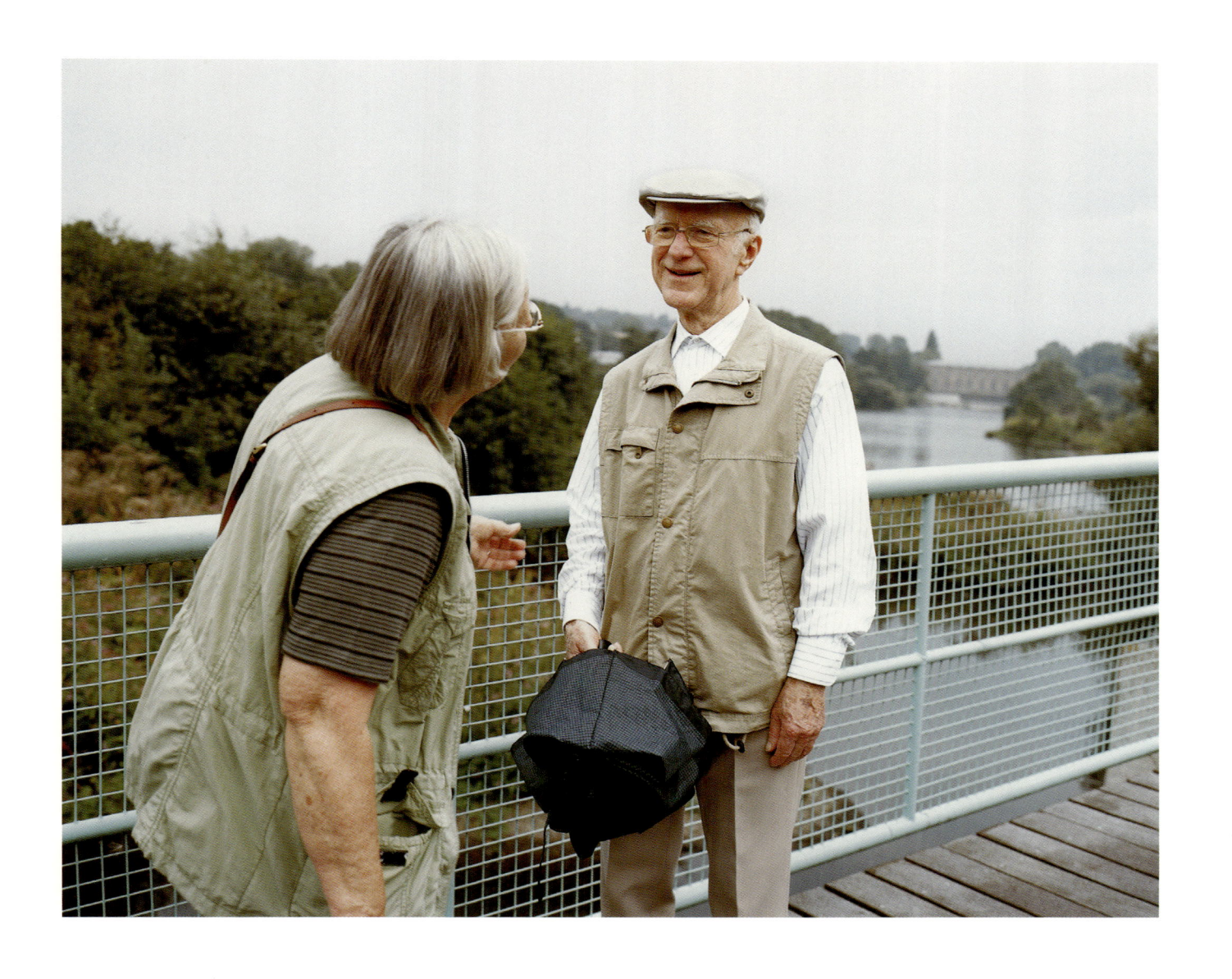

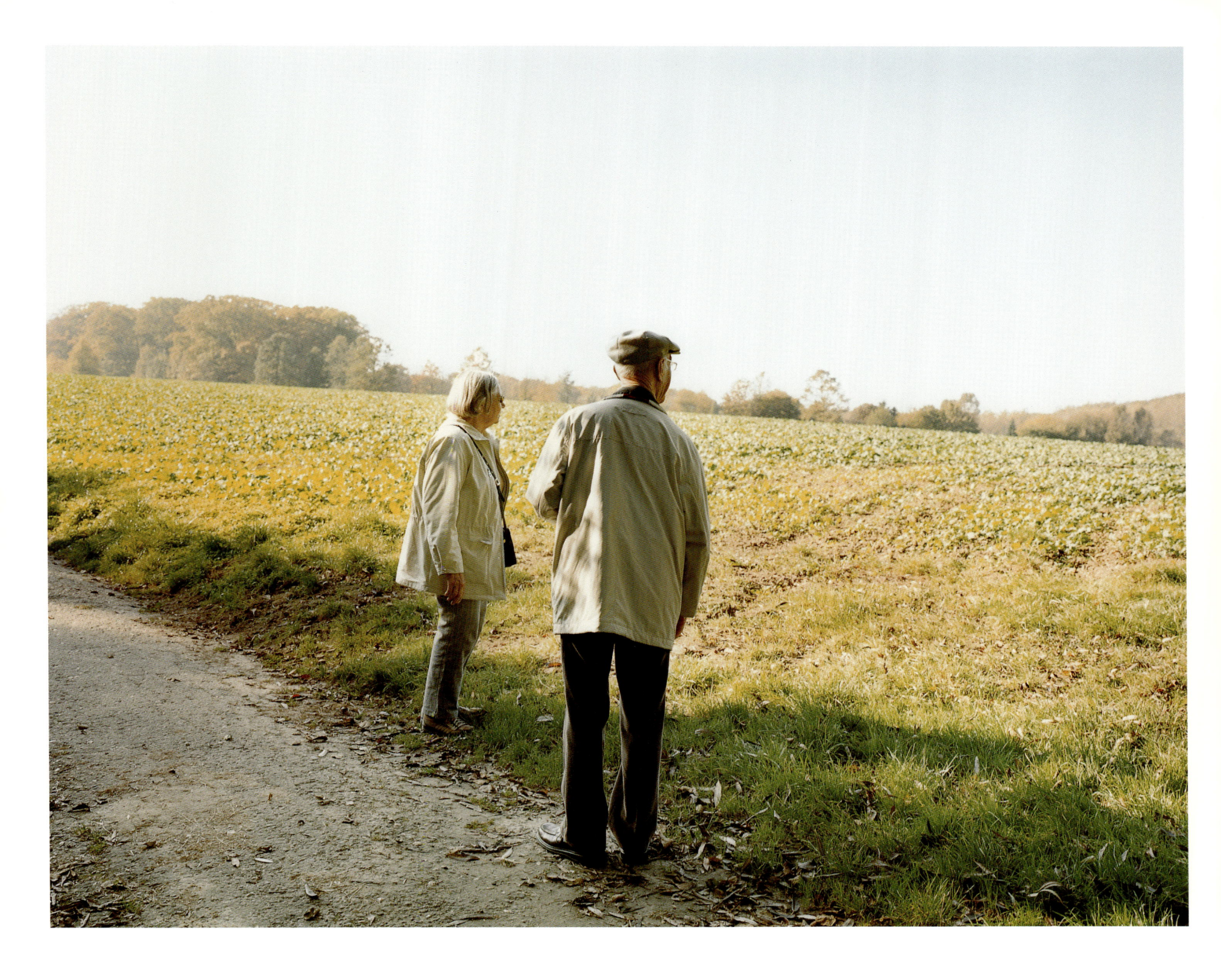

# Nachwort

Eine Demenzerkrankung zerstört nicht nur Nervenzellen und komplizierte Verbindungen im Gehirn der Betroffenen. Sie schleicht sich langsam in die dichten Geflechte zwischenmenschlicher Beziehungen ein, versperrt ausgetretene Wege, verändert alle Beteiligten und bedeckt ihre Zukunft mit einem dichten Schleier der Unsicherheit und Ungewissheit.

Das jahrelang geträumte Bild von einem selbst gestalteten gemeinsamen Altern bekommt zunehmend Risse und droht gänzlich zu zerfallen. Die Jahrzehnte der Nähe und des Vertrauens werden oft innerhalb weniger Monate aus dem Gedächtnis der Kranken scheinbar ausradiert und durch realitätsfremde Phantasiebilder ersetzt, die unbegreifliches Verhalten provozieren.

Die vertraute Sprache der Zweisamkeit verhallt im Unverständlichen, und das Schweigen bekommt einen frostigen Beiklang. Es kündigt nicht mehr Ruhe und Erholung an, sondern wird mit ängstlicher Erwartung unangenehmer Überraschungen erfüllt. Liebevolle Hilfe wird schroff abgelehnt und in der schweren Atmosphäre des unbegründeten Misstrauens verblasst jede Dankbarkeit.

Die Beziehung wird langsam deformiert. Der Kranke erkennt nicht mehr die Gesichter, verwechselt die Personen, schwankt zwischen zärtlicher Zuwendung und gereizter Ablehnung und verwandelt sich in ein Wesen, das nur noch Wärme, Geborgenheit und Schutz vor der fremd gewordenen Welt sucht. Er benötigt unendlich viel, kann aber nur wenig zurückgeben …

Betreuung Demenzkranker „rund-um-die Uhr" gehört wahrscheinlich zu den schwierigsten Aufgaben im Leben der betroffenen Angehörigen. Trotzdem wird sie wie selbstverständlich, ohne Zögern übernommen und bis an die Grenzen der eigenen psychischen und physischen Belastbarkeit fortgesetzt, häufig um den Preis sozialer Isolierung und gesundheitlicher Schäden.

Nicht rationale Überlegungen, sondern Gefühle und unbewusste Motive sind dabei die Antriebsfeder. Vielleicht wird erst angesichts der Krankheit und der zunehmenden Hilflosigkeit des nahen Menschen das wahre Ausmaß der Liebe entdeckt …Vielleicht klingen immer noch in den verborgenen Nischen der Seele Worte, die damals so viel bedeutet haben und beim Blick in die Augen des anderen erwacht das bunte Bild der gemeinsamen Vergangenheit …

Warum alle Belastungen so lange ertragen werden? Es kann die Hoffnung sein, dass die Diagnose doch nicht stimmt, Vertrauen in neue Medikamente, Freude über Augenblicke des gemeinsamen Glücks, Angst vor Einsamkeit, der Versuch, die gemeinsame Lebensgeschichte nicht entgleiten zu lassen oder aber die langsam wachsende Überzeugung, dass der Kranke in seiner kleinen Welt recht zufrieden lebt, solange er die einfühlsame Unterstützung spürt.

Der Dank der Kranken bleibt meistens unausgesprochen und die Anzeichen ihrer stillen Zufriedenheit oder Verzweiflung werden im Alltag oft übersehen. Im Objektiv des Fotoapparats erstarren Augenblicke des Lebens zur Ewigkeit, aber, wie durch einen Zauber, werden abgebildete Gesichter und Körper in Stimmungen und Gefühle verwandelt, die Teile einer verschüttet geglaubten Welt enthüllen …

*Dr. Jan Wojnar*

# Die Fotografin

**Claudia Thoelen**

1958 geboren in Essen, lebt seit 1991 in Hamburg

**Studium**

1979 – 1981 Comunicação Visual e Fotografia,
Centro de Arte e Comunicação Visual, Lissabon

1981 – 1987 Kommunikationsdesign mit Schwerpunkt Fotografie,
Universität/GSH Essen

**Auszeichnungen und Stipendien**

1989 1. Preis: Emma-Fotografinnenpreis

1994 Jahresstipendium: Ministerium für Wissenschaft, Forschung und Kultur Schleswig-Holstein, Künstlerhaus Lauenburg

1999 1. Preis: Printmedien, Medienpreis 1999

2000 Arbeitsstipendium: Ministerium für Wissenschaft, Forschung und Kultur Schleswig-Holstein, Künstleratelier Rostock

2004 Projektförderung: Kulturwerk der VG Bild-Kunst GmbH

**Einzelausstellungen (Auswahl)**

1982 Alentejo, Museu Regional Évora, Portugal

1986 Kindermütter, VHS Duisburg, 10. Duisburger Akzente

1995 Landschaft Autobahn, Galerie Künstlerhaus Lauenburg

1998 Obdachlose Frauen, Theater am Stadthafen Rostock

1999 Obdachlose Frauen, Schleswig-Holstein Haus Schwerin

2002 Alzheimer, Wissenschaftszentrum Bonn

2002 Solidarité Féminine, Maison du Champ de Mars, Rennes, Frankreich

**Gruppenausstellungen**

1992 Tendenzen aktueller Fotografie, Universität Essen

1998 Das Bild des Menschen, die besten Fotos aus 50 Jahren Stern, Museum für Kunst und Gewerbe Hamburg

2004 Wirklich wahr! Realitätsversprechen von Fotografien, Ruhrlandmuseum Essen

2004 Sauber oder rein? Deutsche Arbeitsschutzausstellung Dortmund

**Publikationen**

1997 Alzheimer Eine andere Welt? Bildband,
Hrsg.: Deutsche Alzheimer Gesellschaft

2002 Leben mit Demenz Einblicke wagen - Ängste verlieren - Isolation überwinden, Ausstellung,
Ankauf der Ausstellung von Gesundheitsministerium Schleswig-Holstein

2005 Leben mit Demenz, Haus Schwansen Konzepte und Bilder, Bildband, Hrsg.: Mechthild Lärm

2004 Klinisch rein, Ausstellungskatalog,
Hrsg.: Universitätsklinikum Essen,

2006 Blaue Tage und graue Tage. Portraits von Demenzkranken und ihren Angehörigen, Bildband,
Hrsg.: Deutsche Alzheimer Gesellschaft

# Informationen

## Die Deutsche Alzheimer Gesellschaft e.V. Selbsthilfe Demenz

Die Deutsche Alzheimer Gesellschaft ist der Bundesverband von Alzheimer Landesverbänden sowie von regionalen und örtlichen Gruppen. Sie vertritt die Interessen der Betroffenen und ihrer Familien und arbeitet gemeinnützig. Die Geschäftsstelle befindet sich seit 1997 in Berlin, wo mehrere hauptamtliche Mitarbeiterinnen und Mitarbeiter tätig sind.

## Beratung durch das Alzheimer-Telefon

Die Deutsche Alzheimer Gesellschaft, die durch das Bundesministerium für Familie, Senioren, Frauen und Jugend unterstützt wird, bietet ein Alzheimer-Telefon unter der bundeseinheitlichen Rufnummer 01803 - 171017 (9 Cent pro Minute) an. Anrufer erhalten Informationen, Tipps zum Umgang mit der Krankheit, können sich aussprechen und Broschüren bestellen.

Deutsche Alzheimer Gesellschaft
Friedrichstraße 236
10969 Berlin
Tel. 030 – 259 37 95 – 0
Fax 030 – 259 37 95 -29
Alzheimer –Telefon 01803- 17 10 17 (9 Cent pro Minute)
E-Mail: info@deutsche-alzheimer.de
www.deutsche-alzheimer.de

## Information durch Broschüren und Internet

Die Deutsche Alzheimer Gesellschaft hat eine Reihe von Broschüren für Angehörige und Pflegende entwickelt, u.a. zum Umgang mit schwierigen Verhaltensweisen, zur Pflegeversicherung, zur Versorgung im Heim, zu rechtlichen und finanziellen Fragen. Vierteljährlich erscheint die Zeitschrift „Alzheimer Info", die über aktuelle Entwicklungen in Forschung, Versorgung, Selbsthilfe usw. informiert. Über das Internet (www.deutsche-alzheimer.de) sind zahlreiche Informationen und die Adressen der zur Zeit 96 regionalen Alzheimer Gesellschaften und mehr als 300 Selbsthilfegruppen zugänglich. Auch eine Beratung per E-Mail und ein Chatforum werden angeboten.

Die Broschüren „Das Wichtigste über die Alzheimer-Krankheit", die sich an Angehörige von Demenzkranken wendet, und die Broschüre „Alzheimer – was kann ich tun", die sich an Patienten im Frühstadium wendet, sind kostenlos und können telefonisch, schriftlich oder per E-Mail bestellt werden.

D1753524

Licht hinter dem Dunkel
Impressionen aus Norwegen

Arno, Brigitte und Rolf Frömel

# LICHT HINTER DEM DUNKEL

Impressionen aus Norwegen

38 Farbfotos von Arno und Brigitte Frömel
Gedichte von Rolf Frömel
Mit einem Geleitwort von Dagny Gulbransson-Björnson

EULEN VERLAG

„Norwegen, Norwegen,
Hütten und Häuser, aber keine Burgen,
weich oder hart,
du gehörst uns, du gehörst uns,
du bist das Land der Zukunft."

*Nationallied*

„Ja, wir lieben dieses Land
wie es steigt empor,
wettergebräunt und felsenfest
über das Meer mit den tausend Heimen."

*Björnstjerne Björnson*

Wenn man Norwegen oder die Norweger kennenlernen möchte, braucht man vor allem – Zeit. Das große Land besteht aus 387 000 qkm und hat nur vier Millionen Einwohner. Davon leben die meisten in Oslo, und Oslo ist durch die vielen Fremden nicht mehr das, was es einmal war.

In den zwanziger Jahren konnte man ohne weiteres noch im Oslofjord baden und vorher Kleider, Uhr und Geld auf einen Stein legen und nach stundenlanger Abwesenheit genauso wiederfinden, wie man es verlassen hatte.

Diese Zeit ist durch die Völkerwanderungen vorbei. Am attraktivsten für die Touristen ist natürlich die Mitternachtssonne am Nordkap und die wunderbare Reise entlang der Küste mit den vorgelagerten tausenden von kleinen Inseln.

Fahren Sie aber auch in das Innere des Landes weiter, das einen anderen Charakter hat, mit Herrenhöfen auf großen Grünflächen und zwischen den hohen Felsen mit den imponierenden Wasserfällen kleinen Häusern in gefährlichen Lagen. Viele Täler haben noch aus der Zeit um 1 000 n. Chr. ihre eigentümlichen Stabkirchen behalten. Eine kleine Stabkirche hatte die Bevölkerung im Zweiten Weltkrieg mit Erde bedeckt, damit sie ja nicht in fremde Hände fallen sollte. Hoffen wir, daß es nie mehr notwendig sein wird!

Olaf meinte: „Warum reisen so viele? Sie sehen ja doch nichts."

Wollen wir wünschen, daß es bei Norwegen nicht der Fall ist.

Ein wunderbares Land!

*Dagny Gulbransson-Björnson*

Erstarren
wenn ich Eis sein könnte
blau leuchtend
in kaltem Licht
unberührt

Erstarren
wenn ich Eis sein müßte
kalt schön und
tot

*Der Svartisengletscher bei Mo i Rana, am Polarkreis*

9

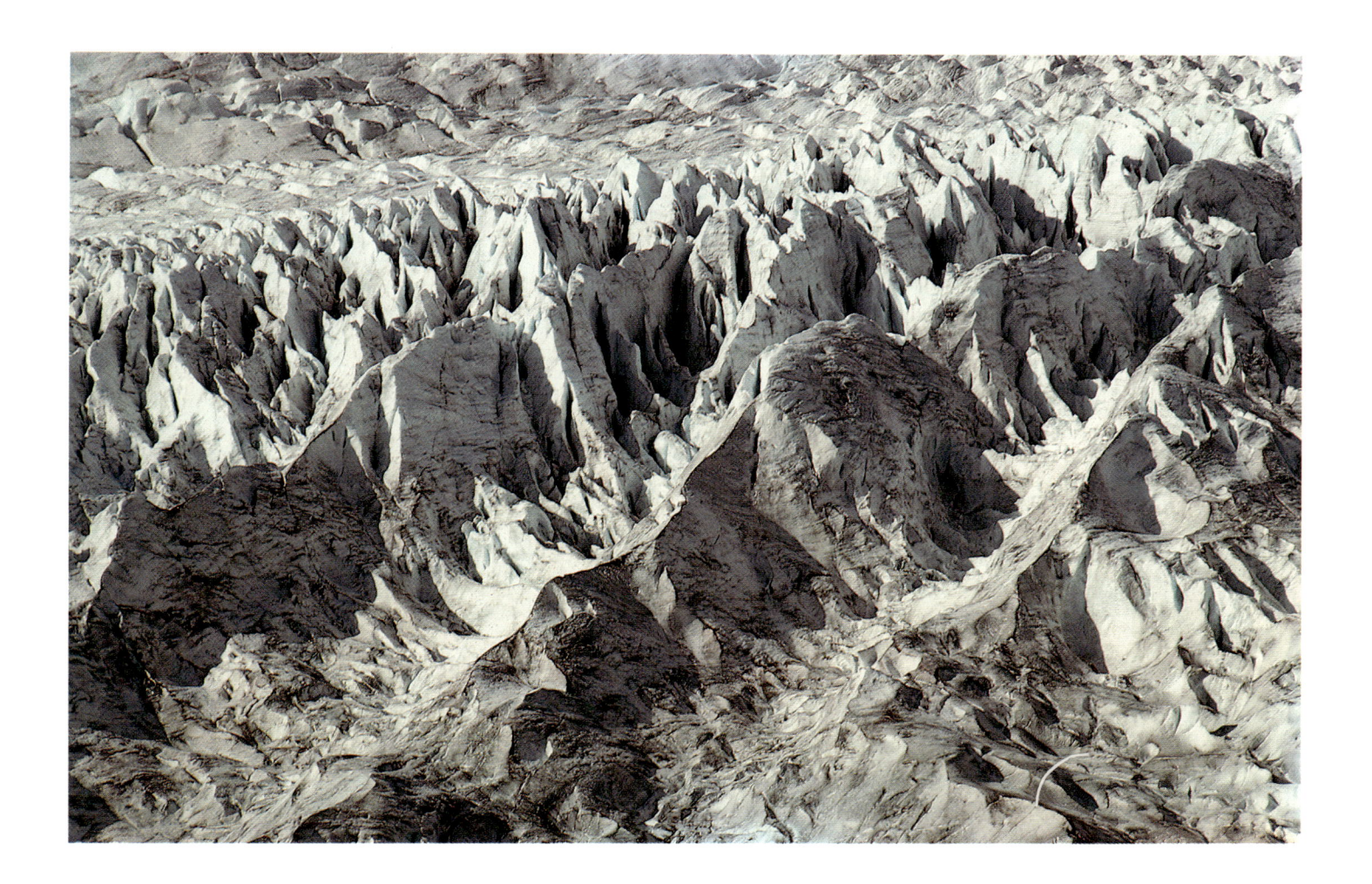

Wenn Eis
die Seele überkrusten will
schau zum Himmel
lächelnd
seine Gleichgültigkeit

*Svartisengletscher. Die Zeit formt das Eis*

11

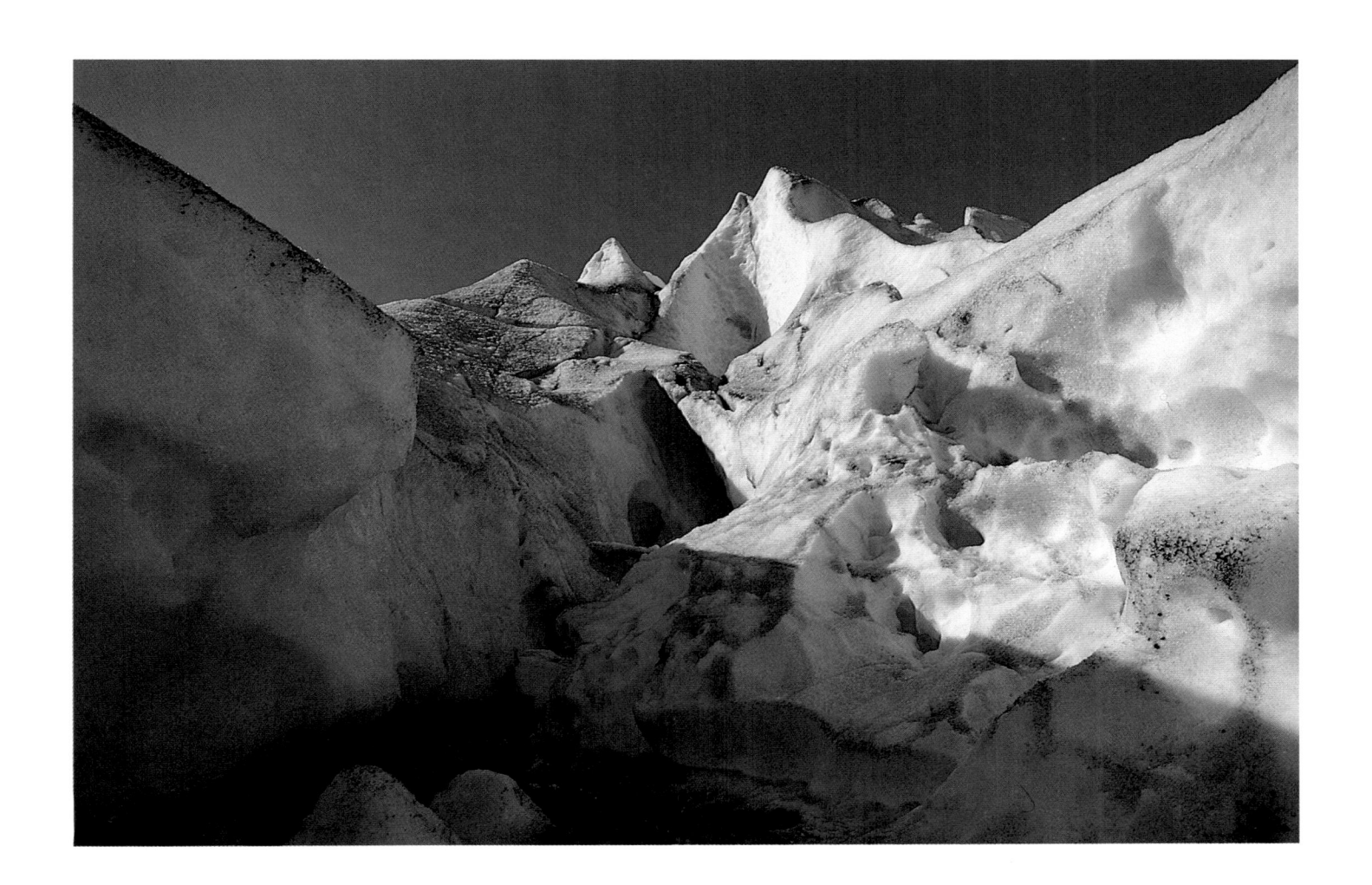

In der Dunkelheit
ein Leuchten
strahlend
aufblitzend
nur geborgt
Widerschein

*Svartisengletscher. ‚Schwarzes Eis' wird der zweitgrößte Gletscher Norwegens genannt*

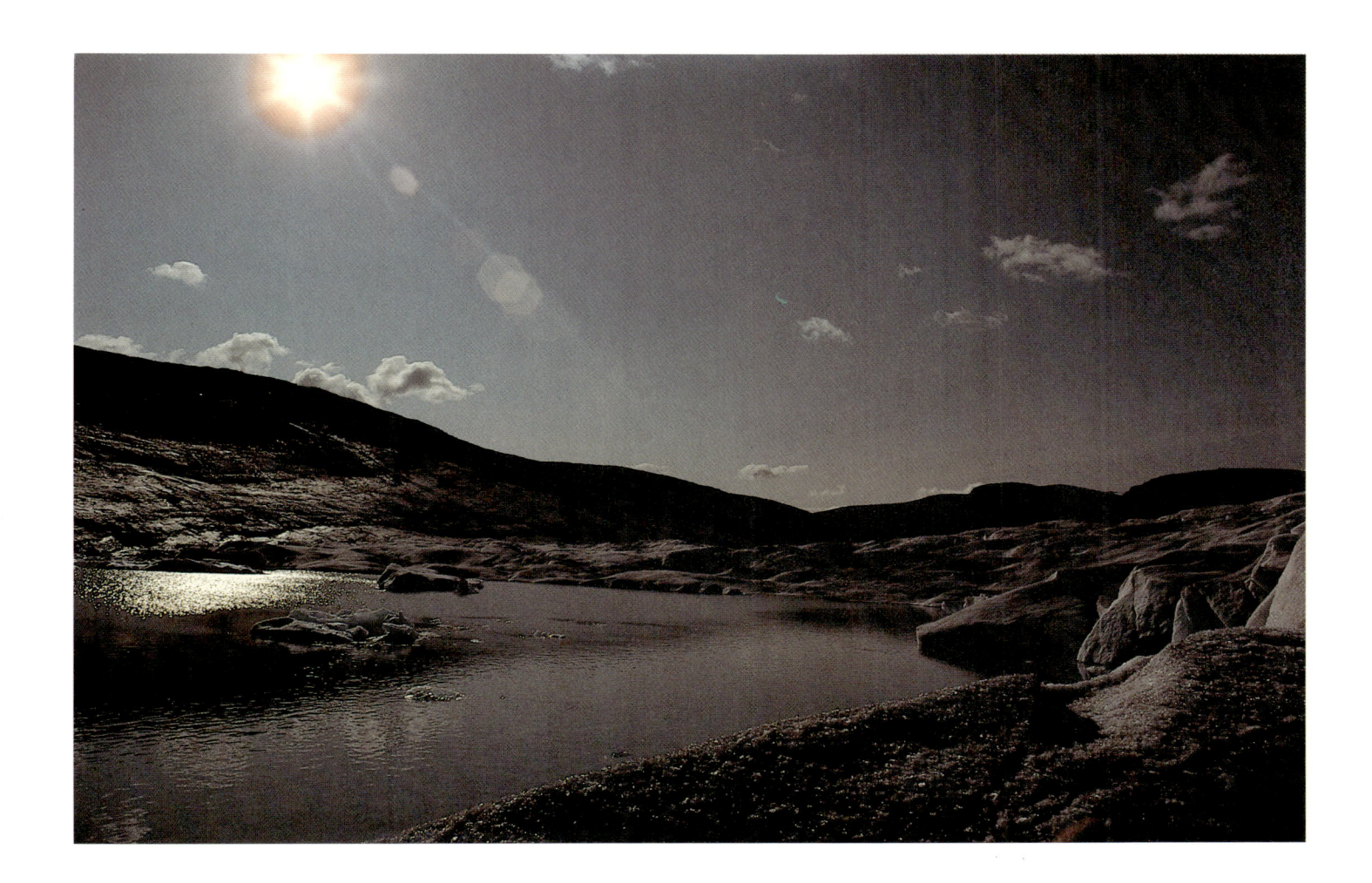

Aus Eis taut Hoffnung
Möglichkeiten werden frei
noch nackt
zu künftigem Acker

*Gletscherzunge des Svartisen*

15

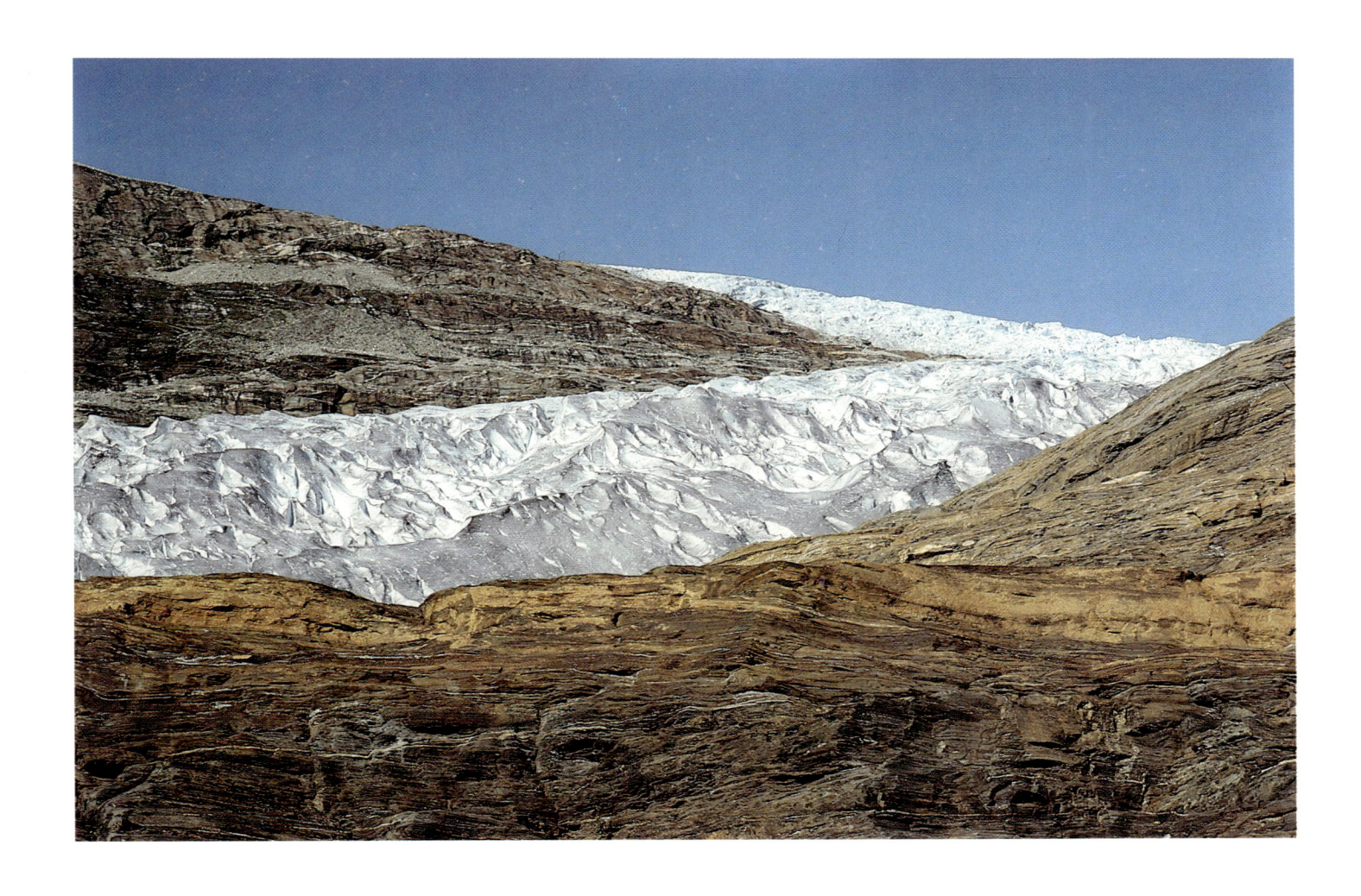

Zeile um Zeile
schreibt die Natur
mit steinernem Griffel
ihr Alpha und Beta
löscht zu neuem Spiel
die Buchstaben

*Der Gletscher gibt das steinige Land frei*

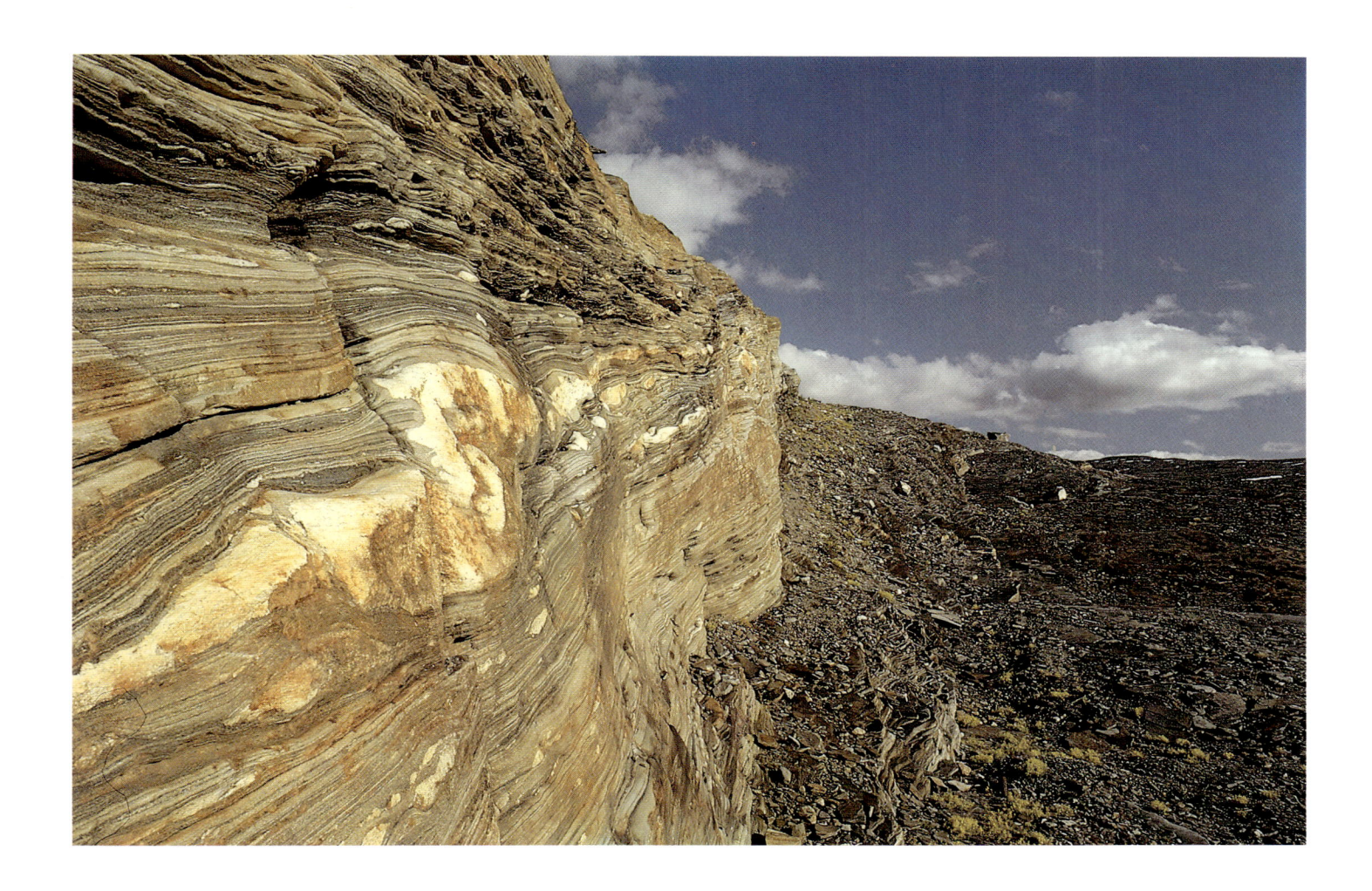

Sanft versinken
Fels sich selbst
in den trägen Lauf
vom Sein umspült
gestreichelt ruh'n

*Gletschermilch, Schmelzwasser des Svartisen*

19

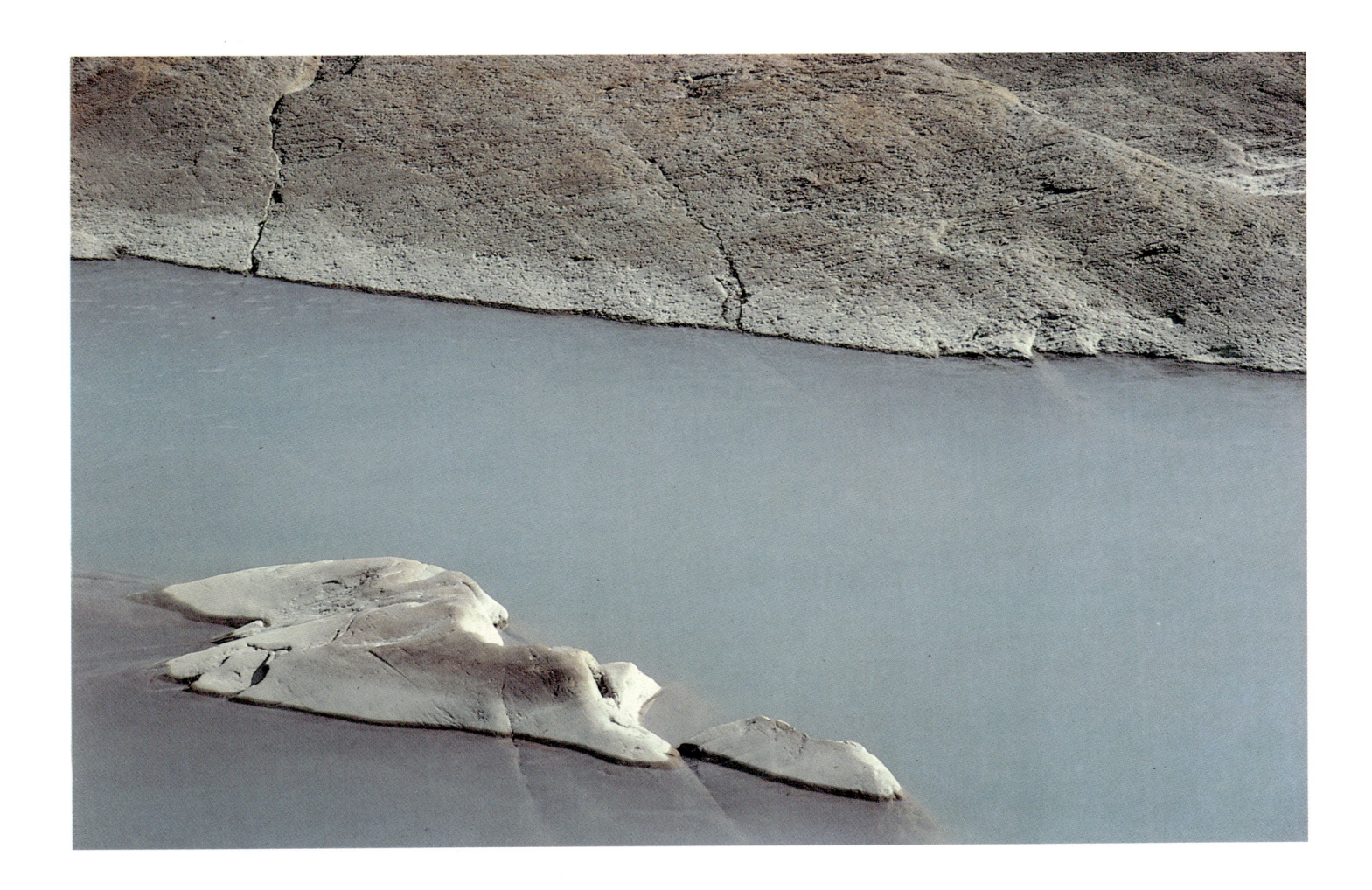

Viel zu schnell
warum nur
verströmt mir die Zeit
weil ich ihrem Fließen
nachschaue

*Wildbach am Polarkreis*

21

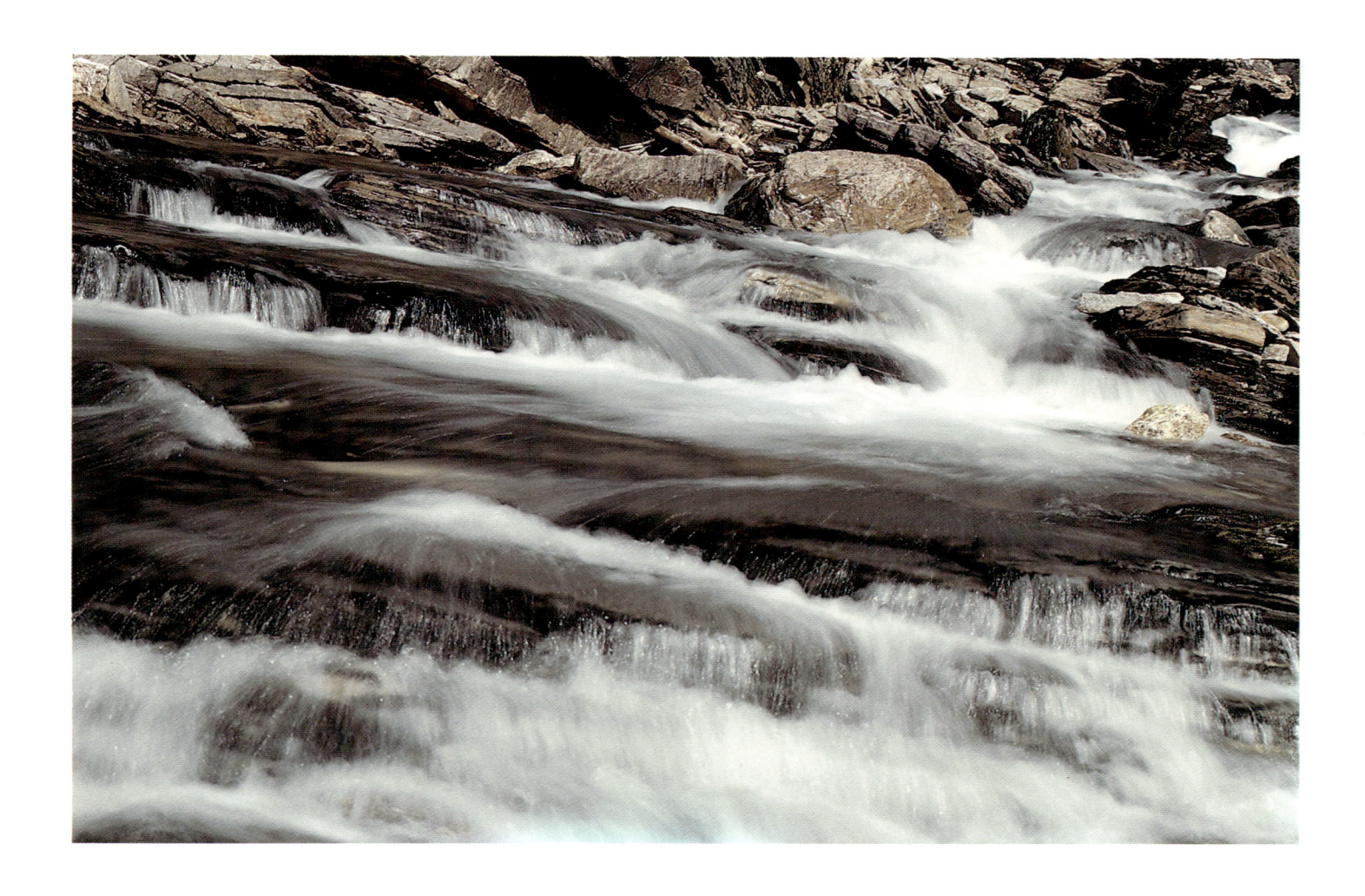

Als Stein im Strom liegen
halb nur sanft umspült
halb daraus hervorragend
Wirbel bilden
leben

*Die Saltdalselva in Saltdalen*

23

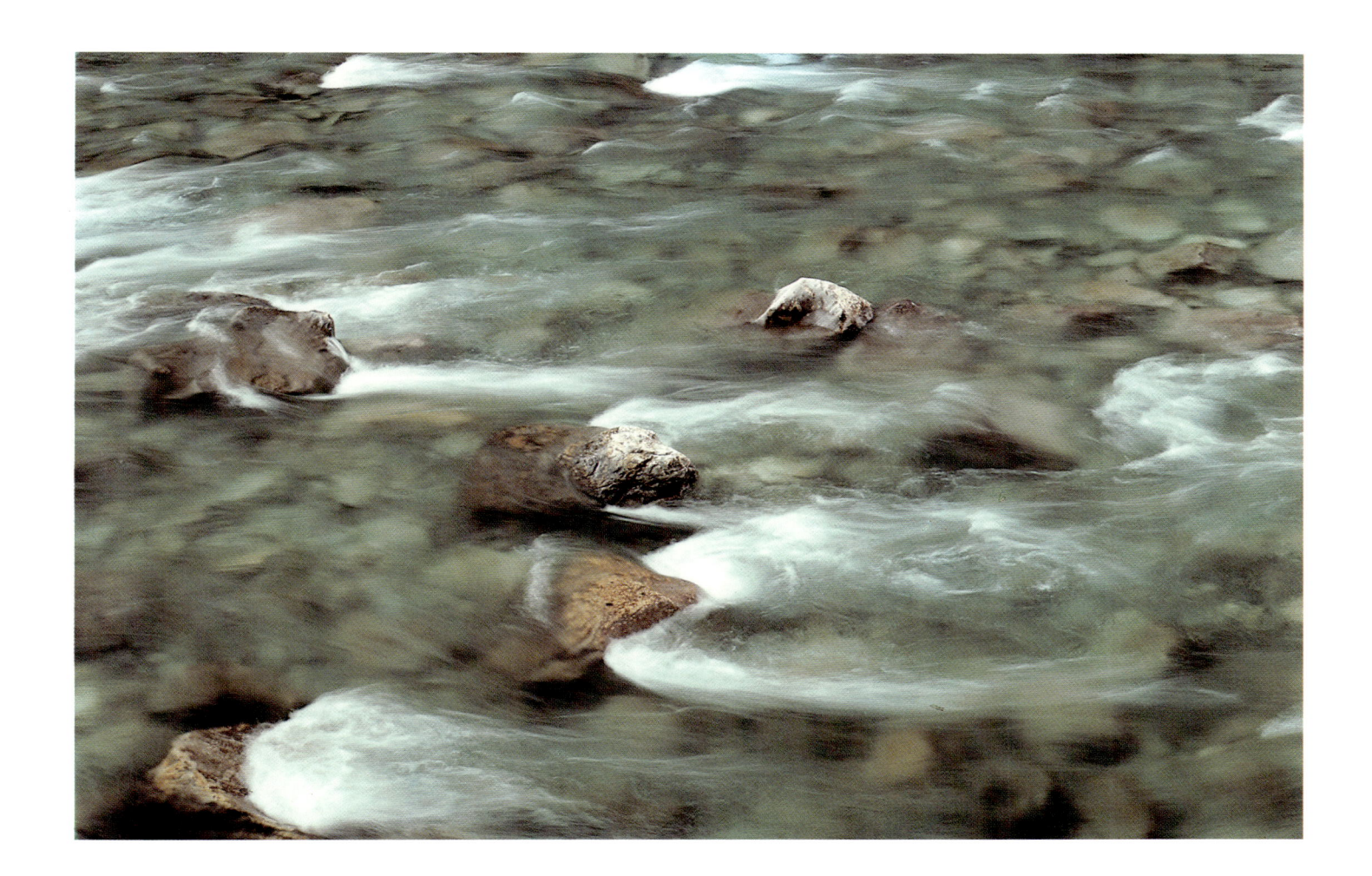

Unter den Schatten
nehmen vereinzelt
Möglichkeiten Gestalt an
leuchtet vereinzelt
Zukunft

*Jotunheimen, das Land der Riesen*

25

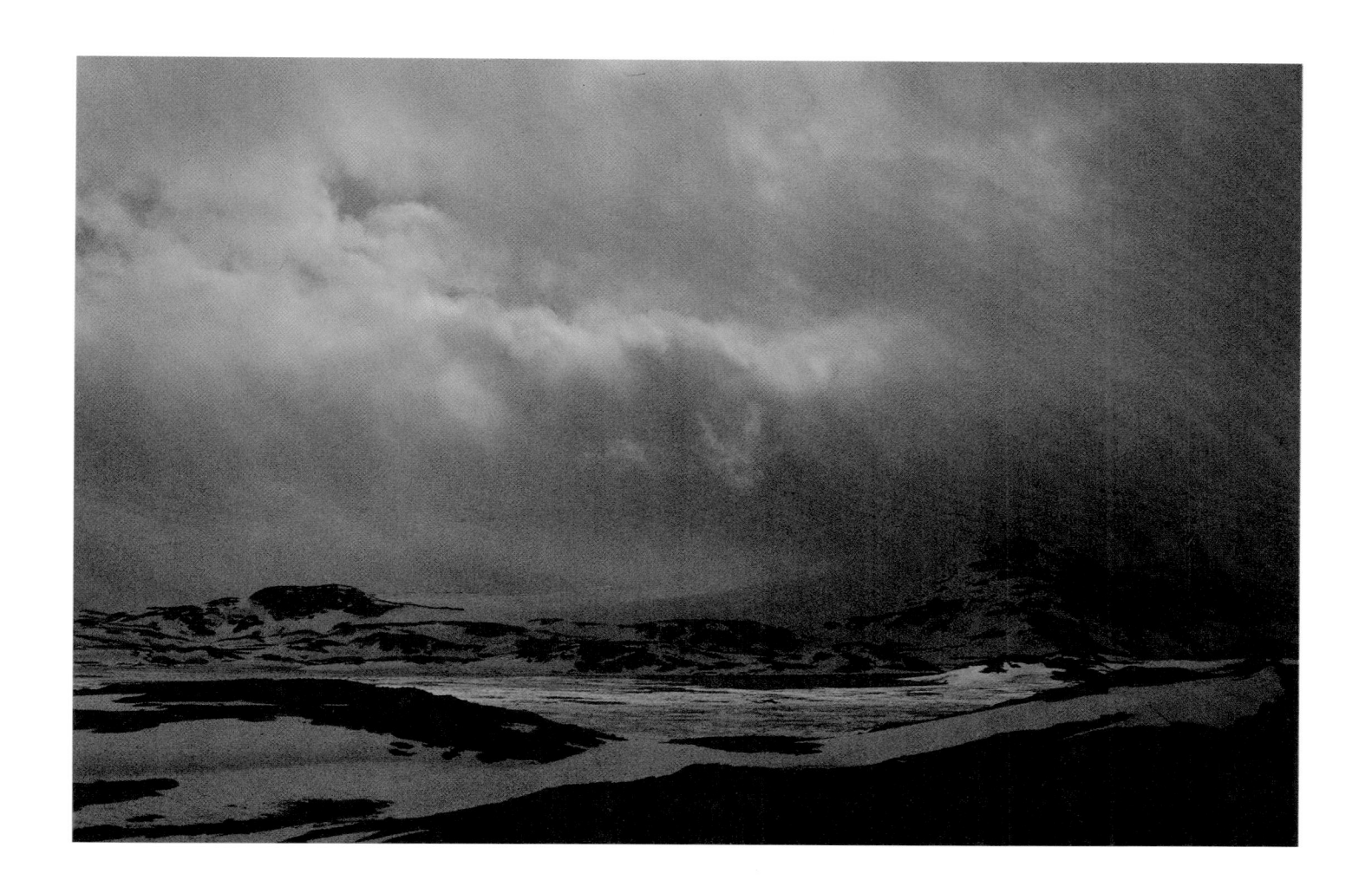

In festen Bahnen
meinetwegen sich bewegen
aber strömen
hält mir das Eis vom Leibe

*See in Jotunheimen*

27

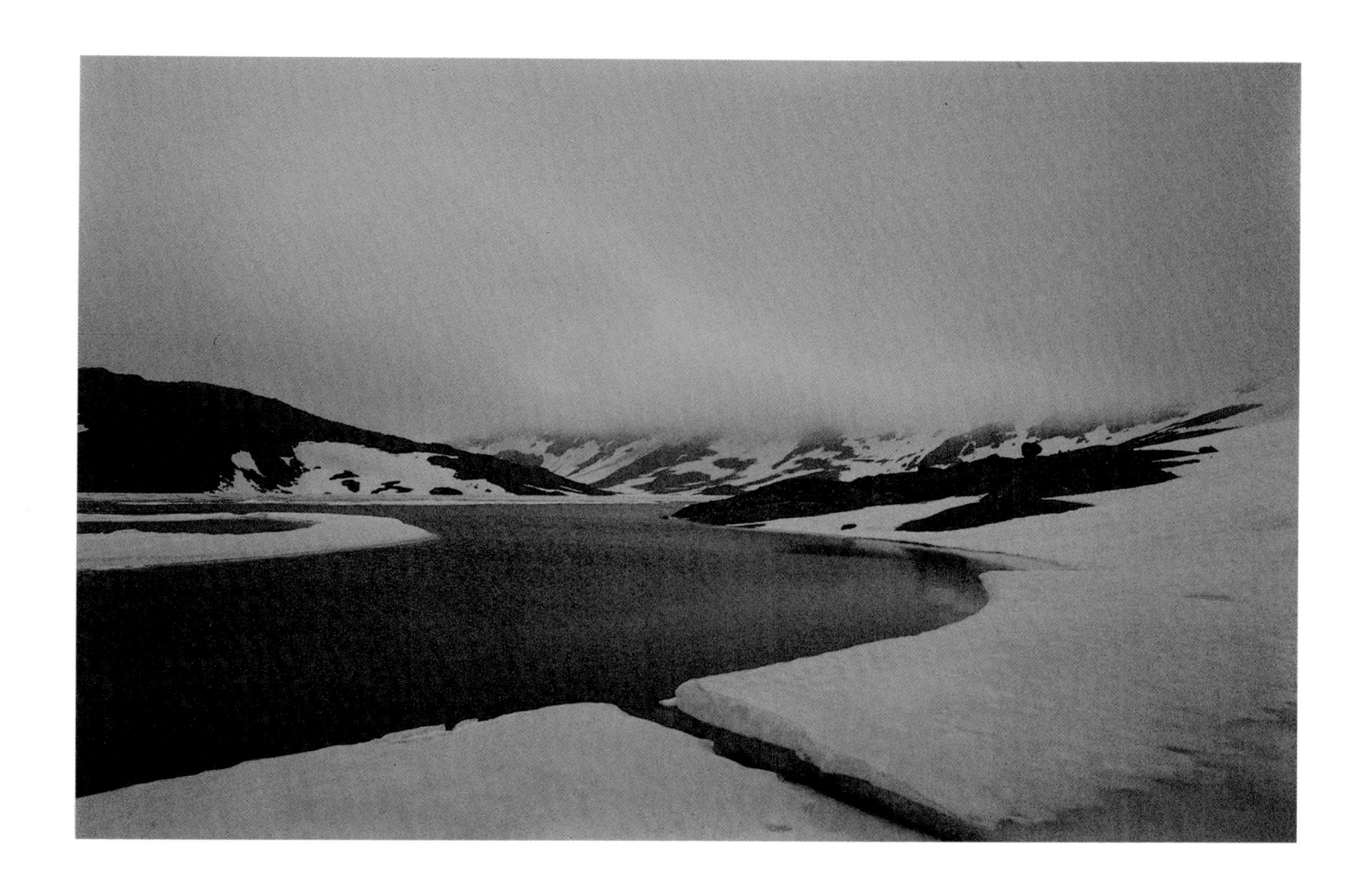

Licht
hinter dem Dunkel
wäre denkbar
verborgen
aber da

*Sonne am Polarkreis*

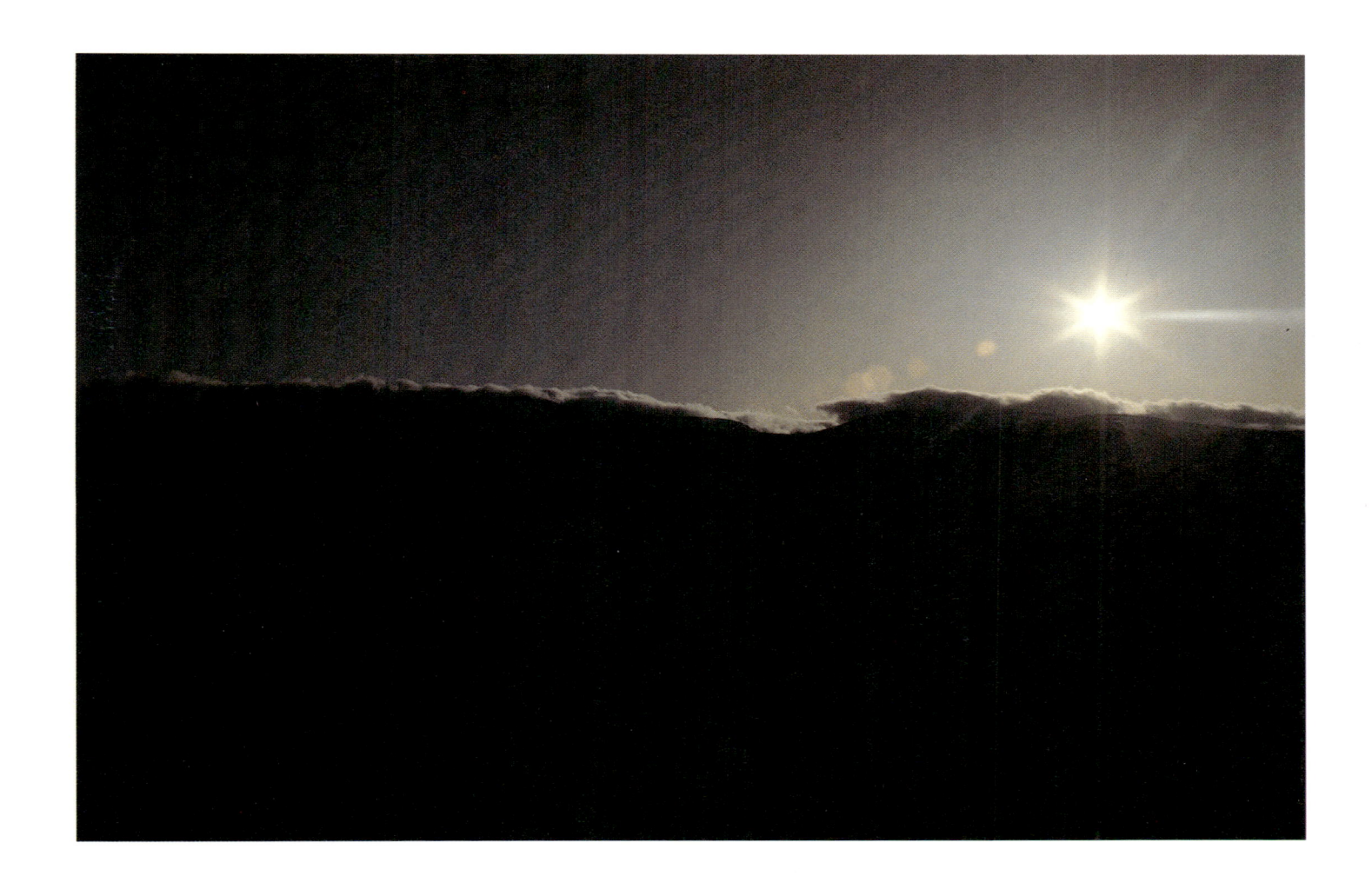

Sonnengesang

Was ist
ist durch dich
was war
was sein wird
beschreibst du uns
Tag für Tag
Jahr für Jahr
unerbittliches Auge
über uns

*Sonne in Jotunheimen*

31

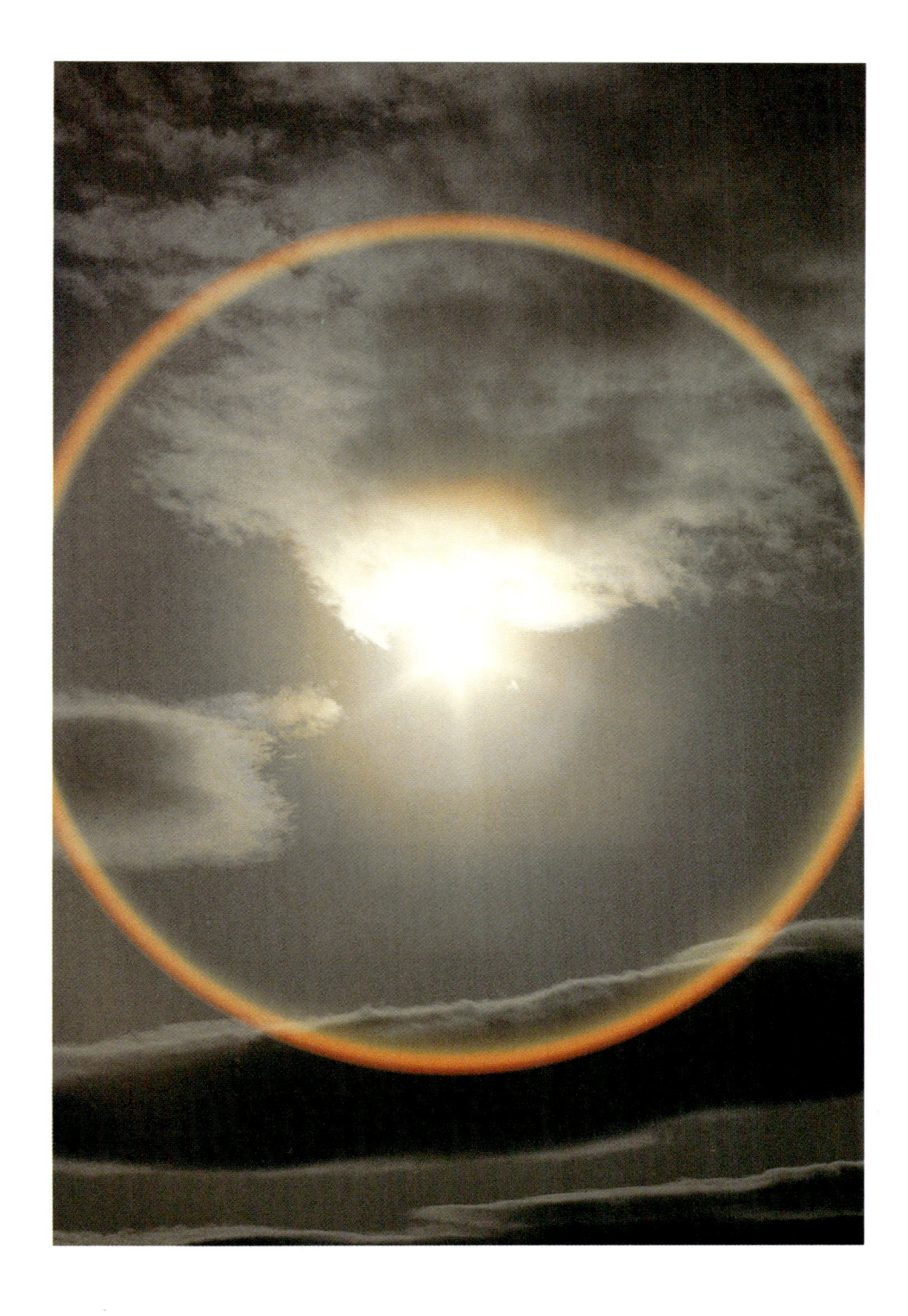

Mit den Wolken ziehen
zwischen Himmel und Erde
nie ganz auf der Erde
nie ganz im Himmel
aber immerhin
auf den Wolken

*Wolken ziehen über Jotunheimen*

33

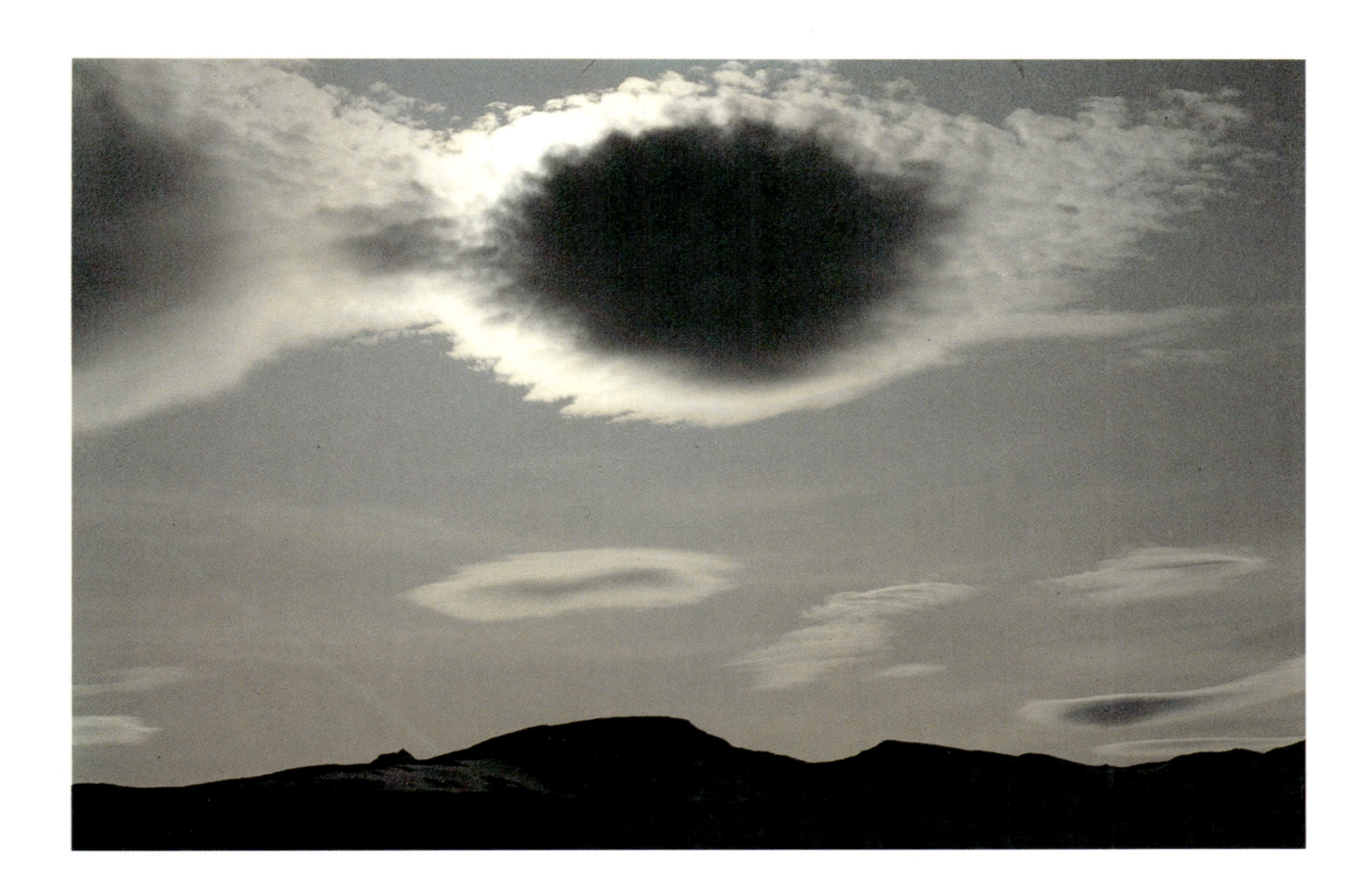

Das Licht erreicht uns
nicht
dunkel bleibt unser
Leuchten
zwischen Himmel und
Erde hängend kreisen
die Gedanken
stürzen –
irgendwann

*Lappland, wie am ersten Tag der Schöpfung*

35

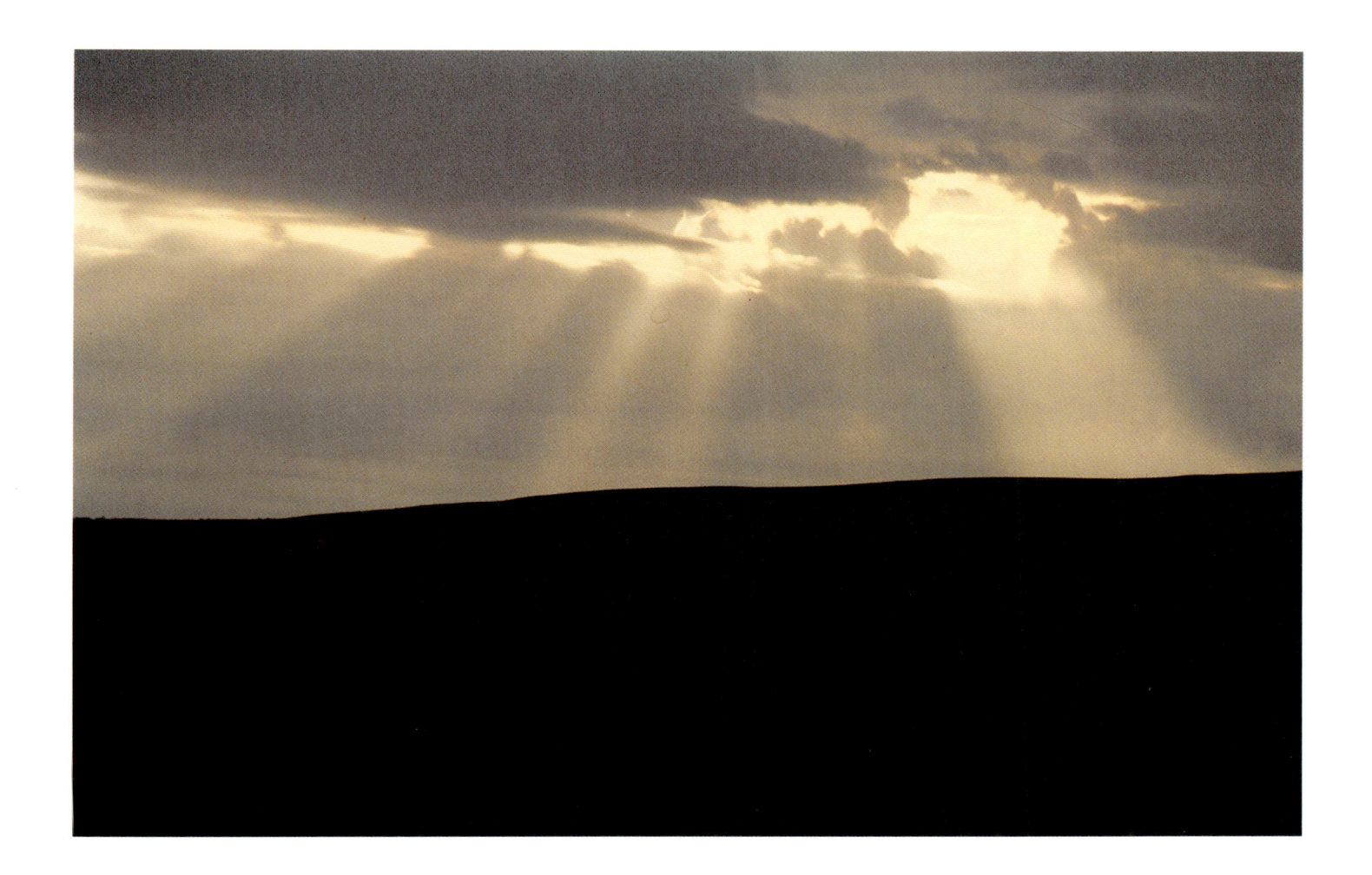

Sonne
durch Wolken
durch Bäume
durch Schatten
dringt in mich

*Sonnenuntergang in der Hardangervidda*

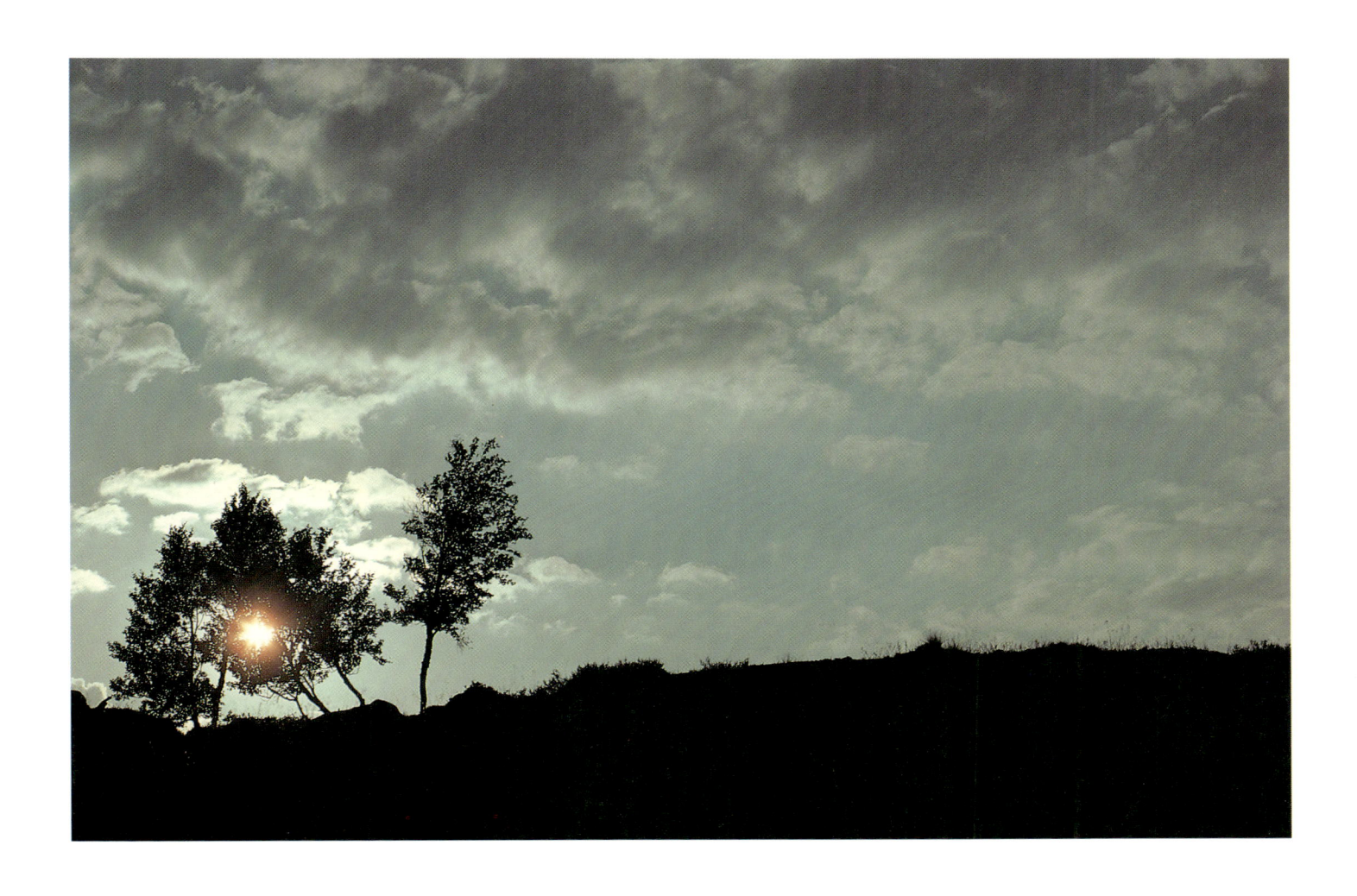

Immer am Rand sitzend
strömt die Welt
Woge um Woge
bis zum Horizont
und ich
immer am Rand
am Ufer

*In der Einsamkeit der Hardangervidda*

39

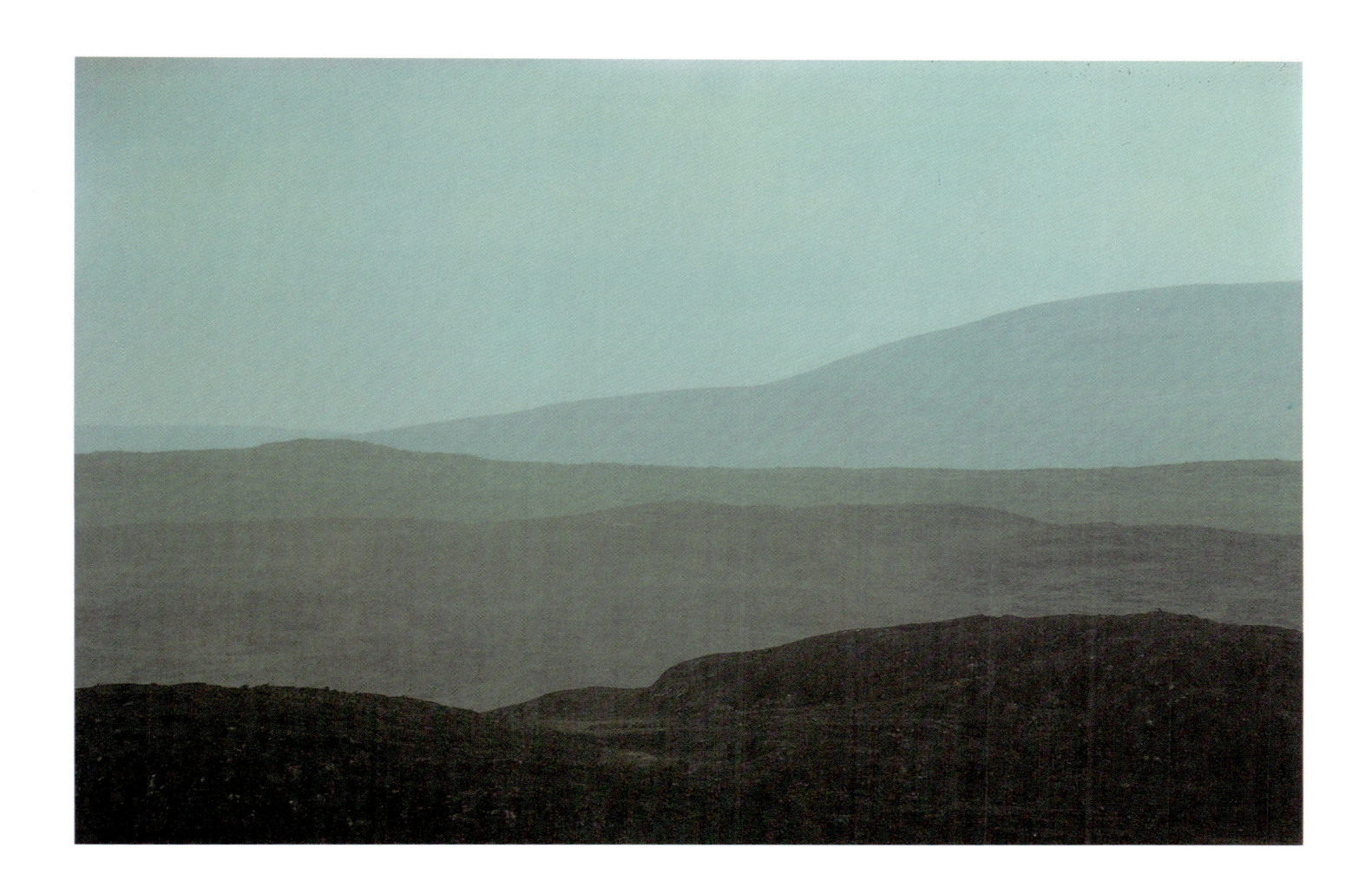

Verkrustete Gedanken
wachsen
über das Urgestein
tief im Innern
uralt – verborgen
zur Wiederentdeckung

*Wie ein Korallenriff wirkt die Hochebene im Dovrefjell*

41

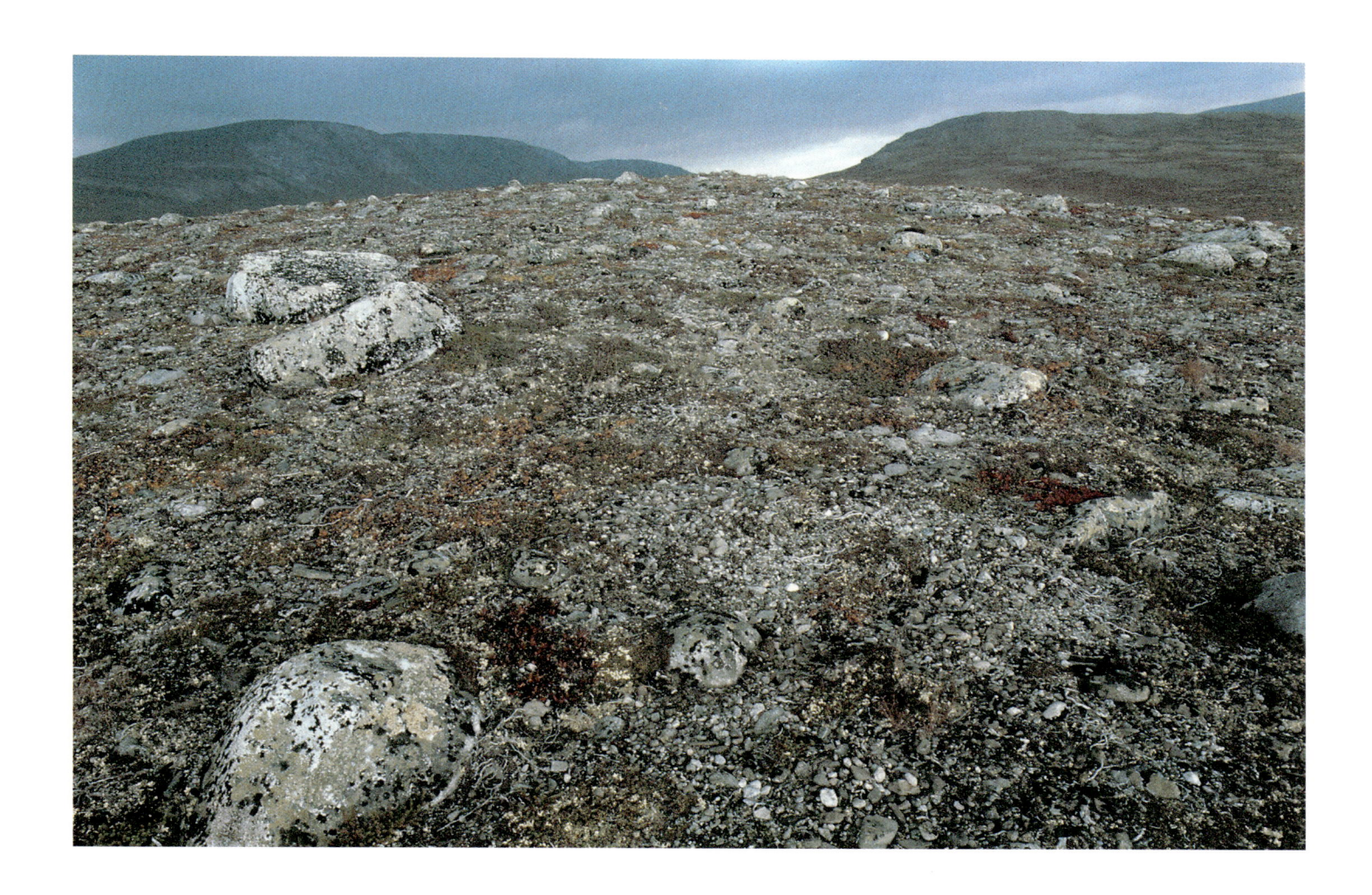

Ein Leben
sich stürzen
durch hartes Gestein
und spurlos beinahe
vergehen
in stilleren Wassern

*Der Vöringsfossen*

43

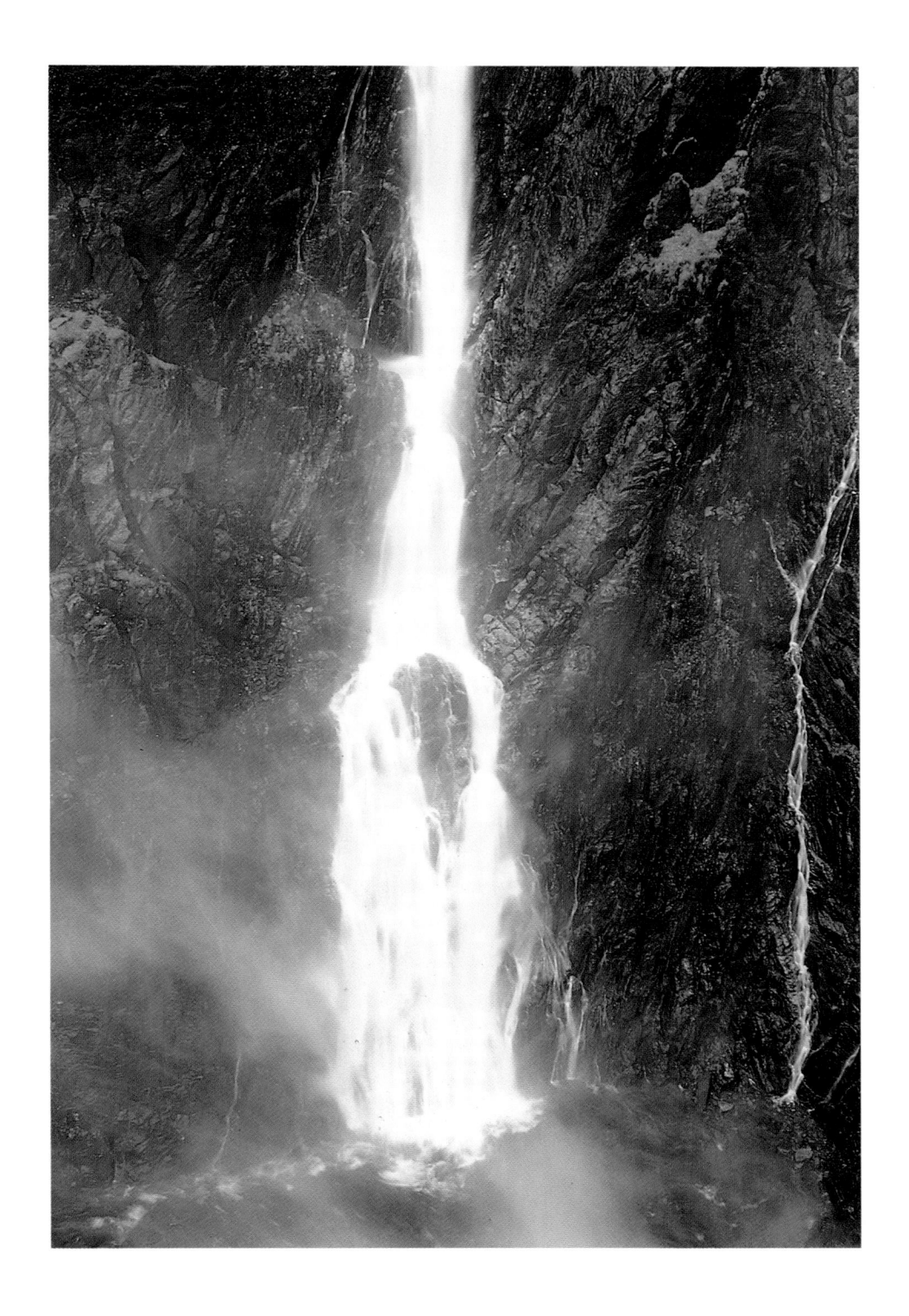

Undeutlich
wie durch Nebel
fühle ich
eine Welt
eine Möglichkeit

*Unwirkliches Nebelland am Takvatnet*

45

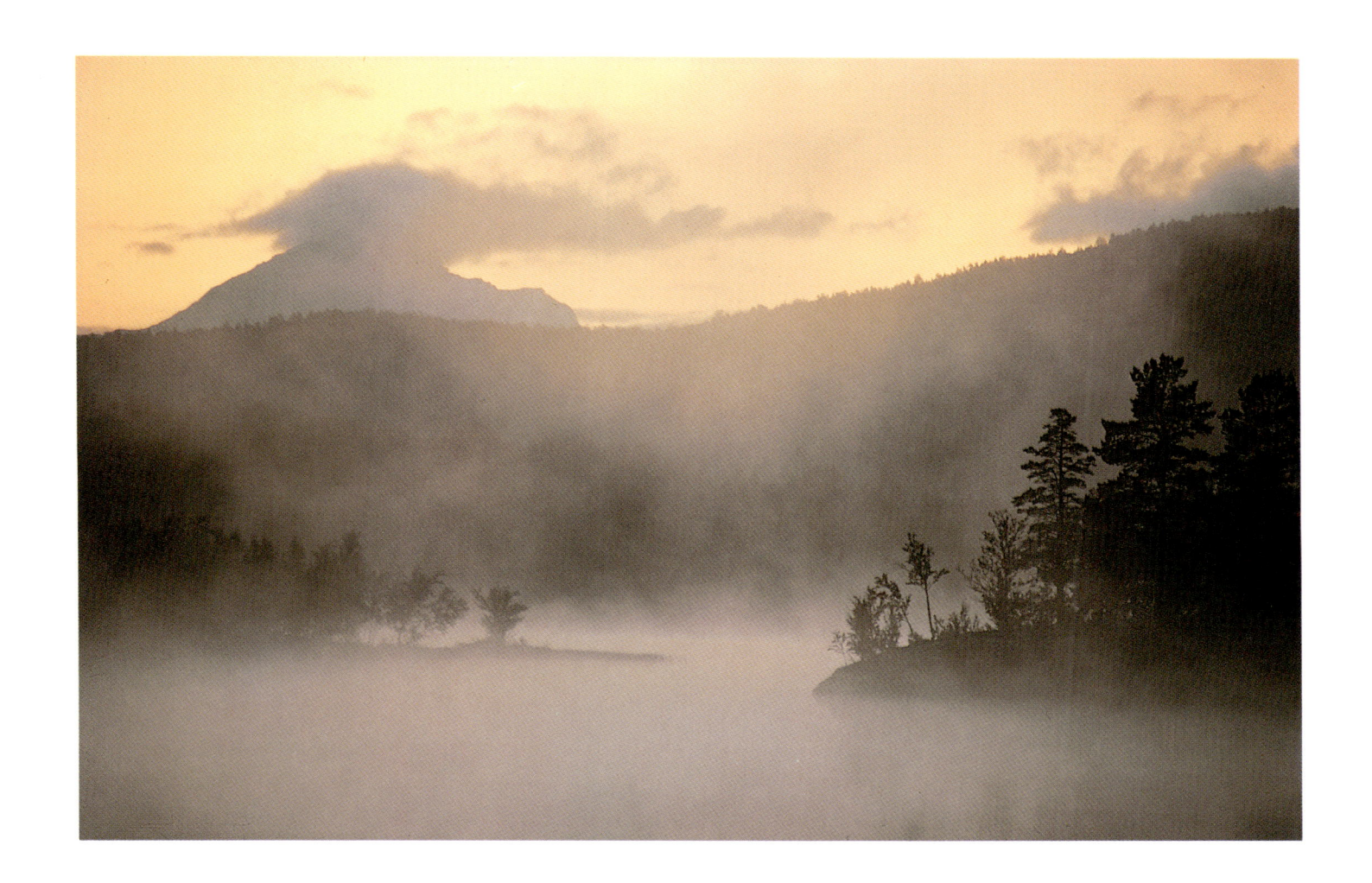

Zwischenwelten
nicht Land nicht Wasser
nicht Licht nicht Dunkel
nicht Berg nicht Tal
nicht Himmel nicht Erde
nicht ja nicht nein
Suche
zwischen den Welten

*Abendnebel am Takvatnet*

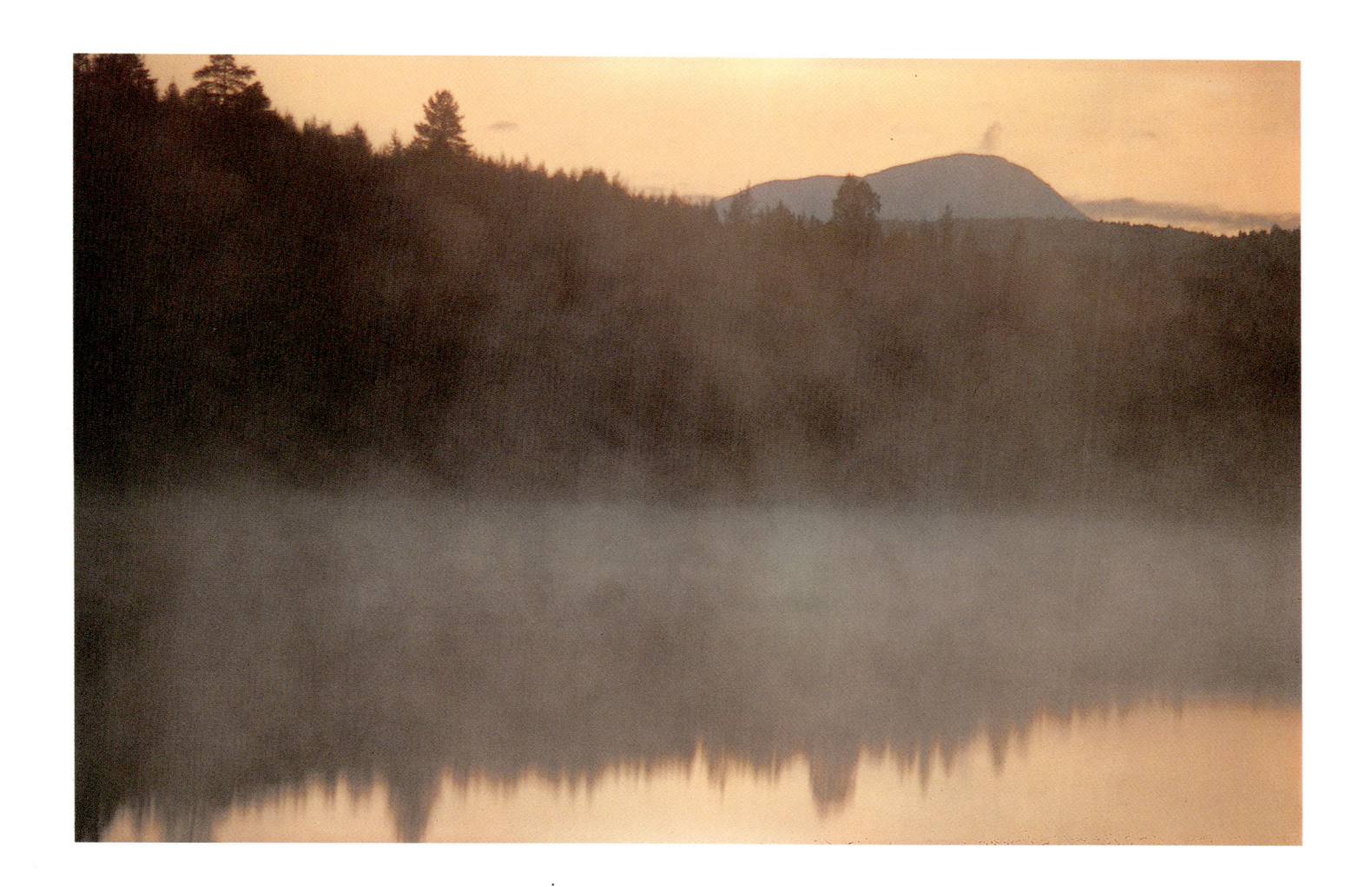

Nur die Schattenrisse
erkennen faßbar
selbst diese kaum
verbürgen doch Licht

*Abendstimmung in der Telemark*

49

Unter schweren Wolken
ein letztes Aufflammen
Vergehen
vorerst am Ende

*Sonnenuntergang über den Weiten Finnmarks*

51

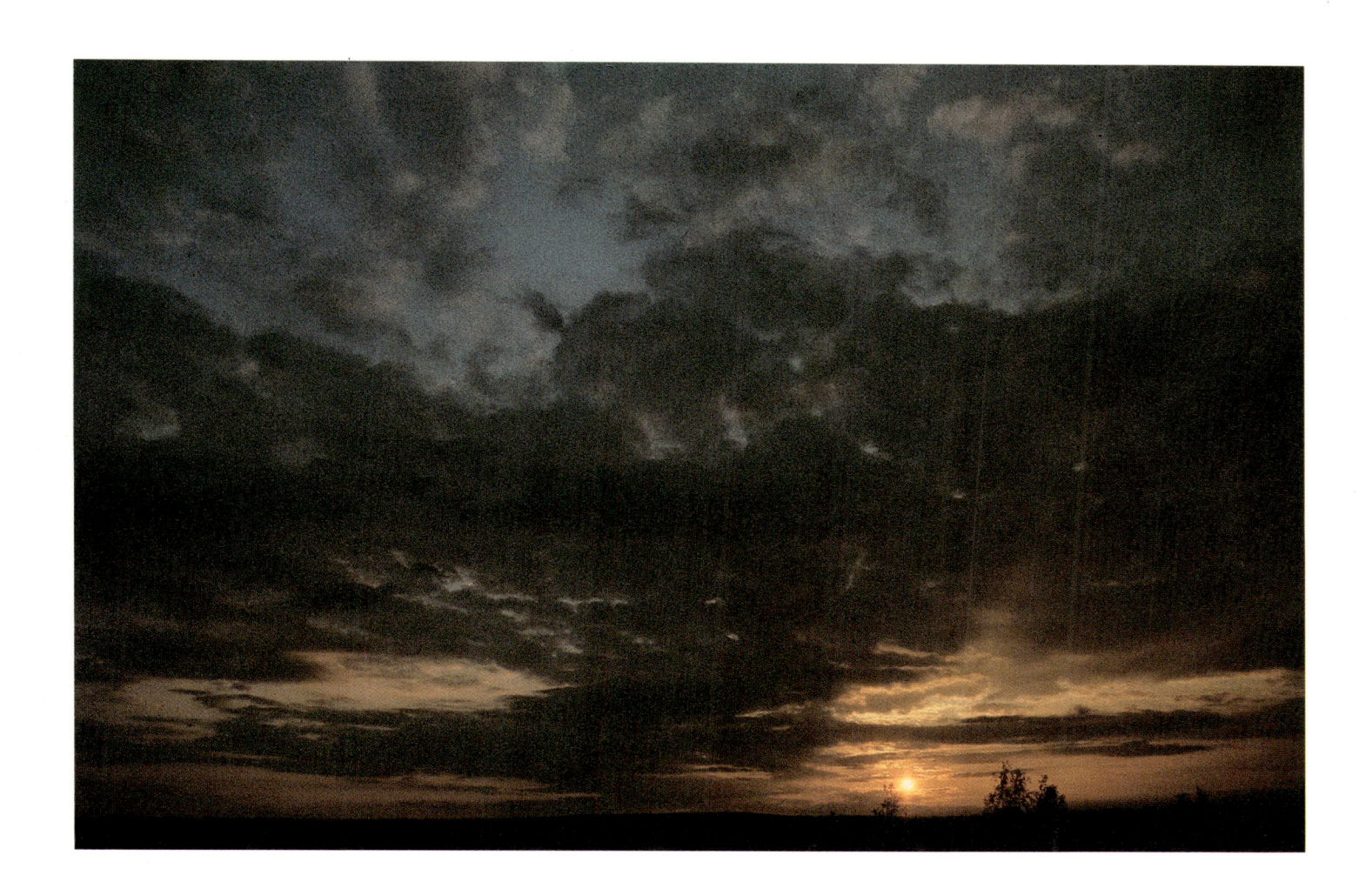

Unruhe
türmt sich auf
am Rande der Stille
erwartet mich gelassen
hat Zeit

*Schwere Wolken kriechen über den Saltdalsfjord*

53

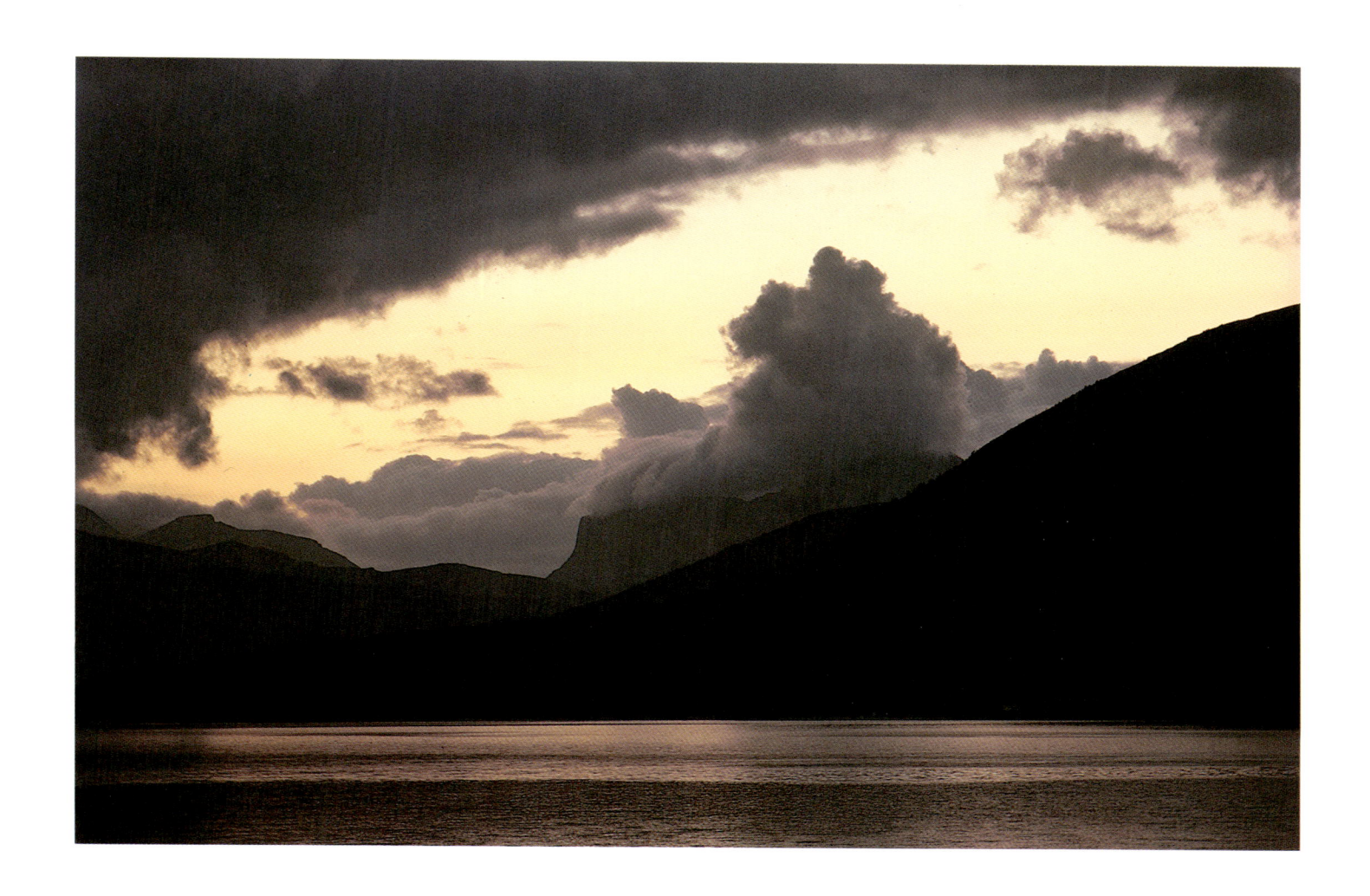

Irgendwo
am Ende der Welt
vergeht das Licht
läßt dich im Dunkel
zurück
hoffend auf den Tag
in deinem Rücken

*Lofoten. Sonnenuntergang auf der Insel Hinnöya*

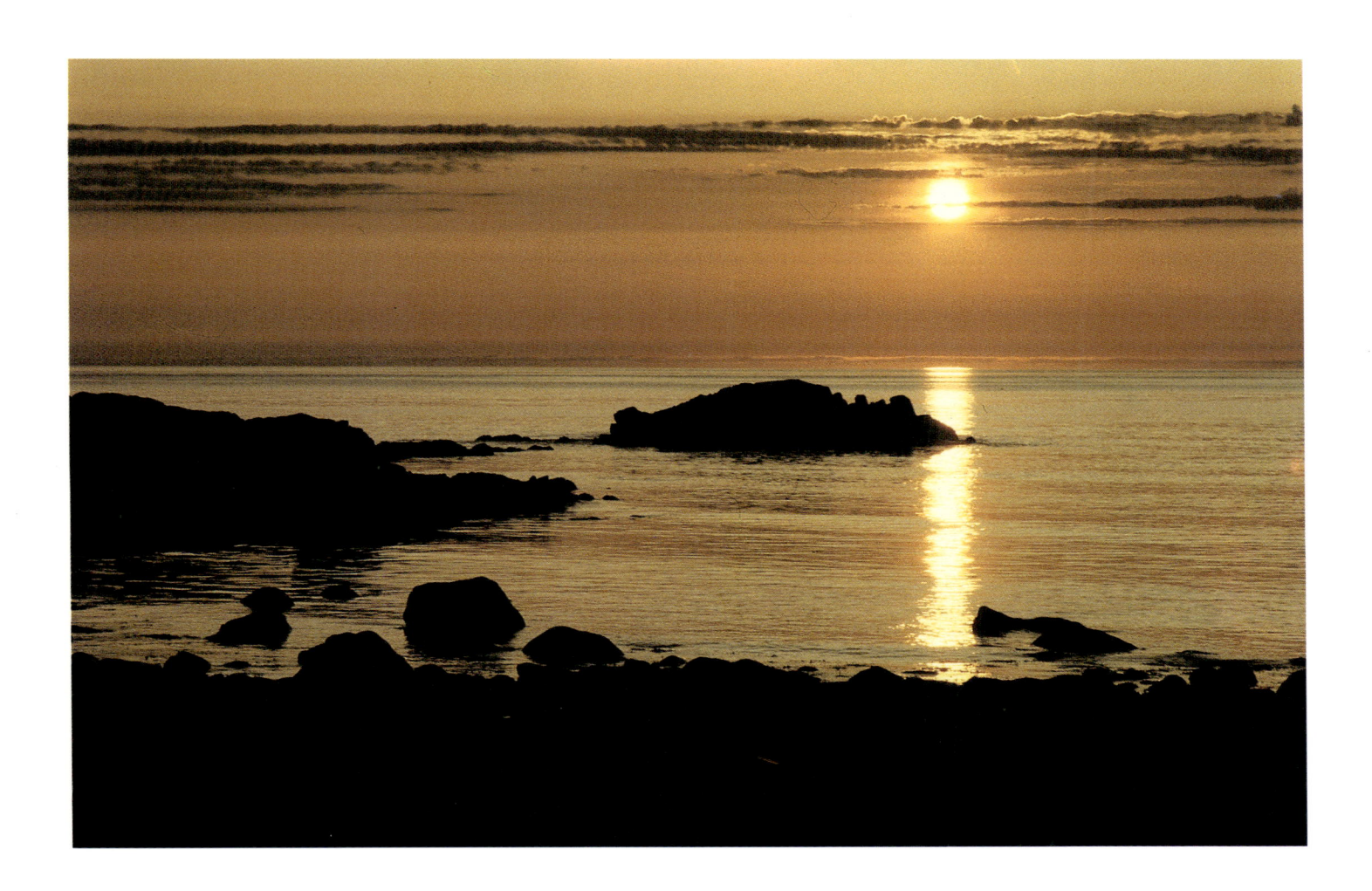

Zwischen Oben
und Unten
nur ein Funken
von Licht

*Mitternachtssonne auf den Lofoten*

57

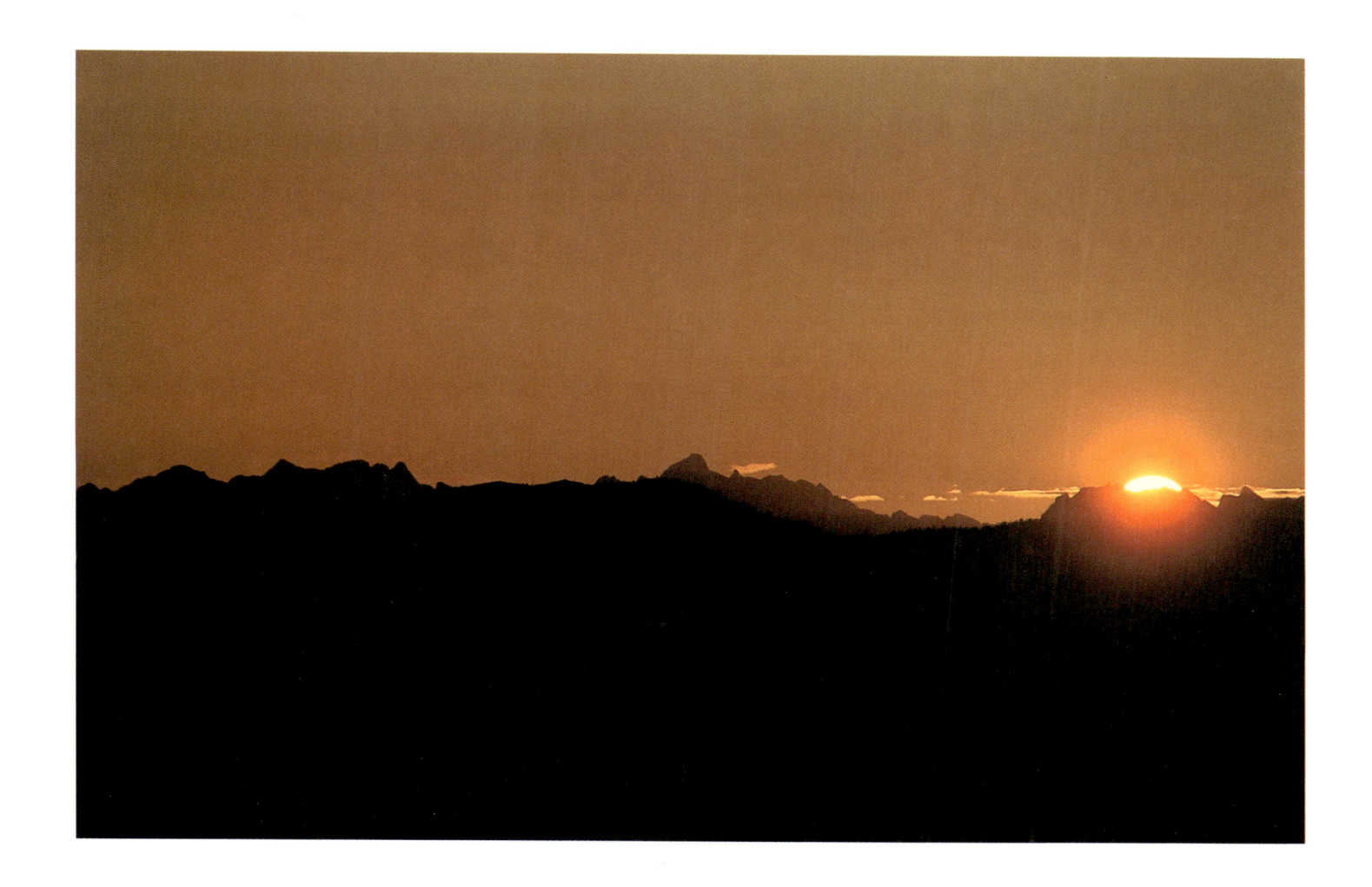

Nur ein Sturm
furchtsam ersehnt
grausig schön
bringt Erleichterung
und Ruhe

*Wetterumsturz auf dem Polarkreis*

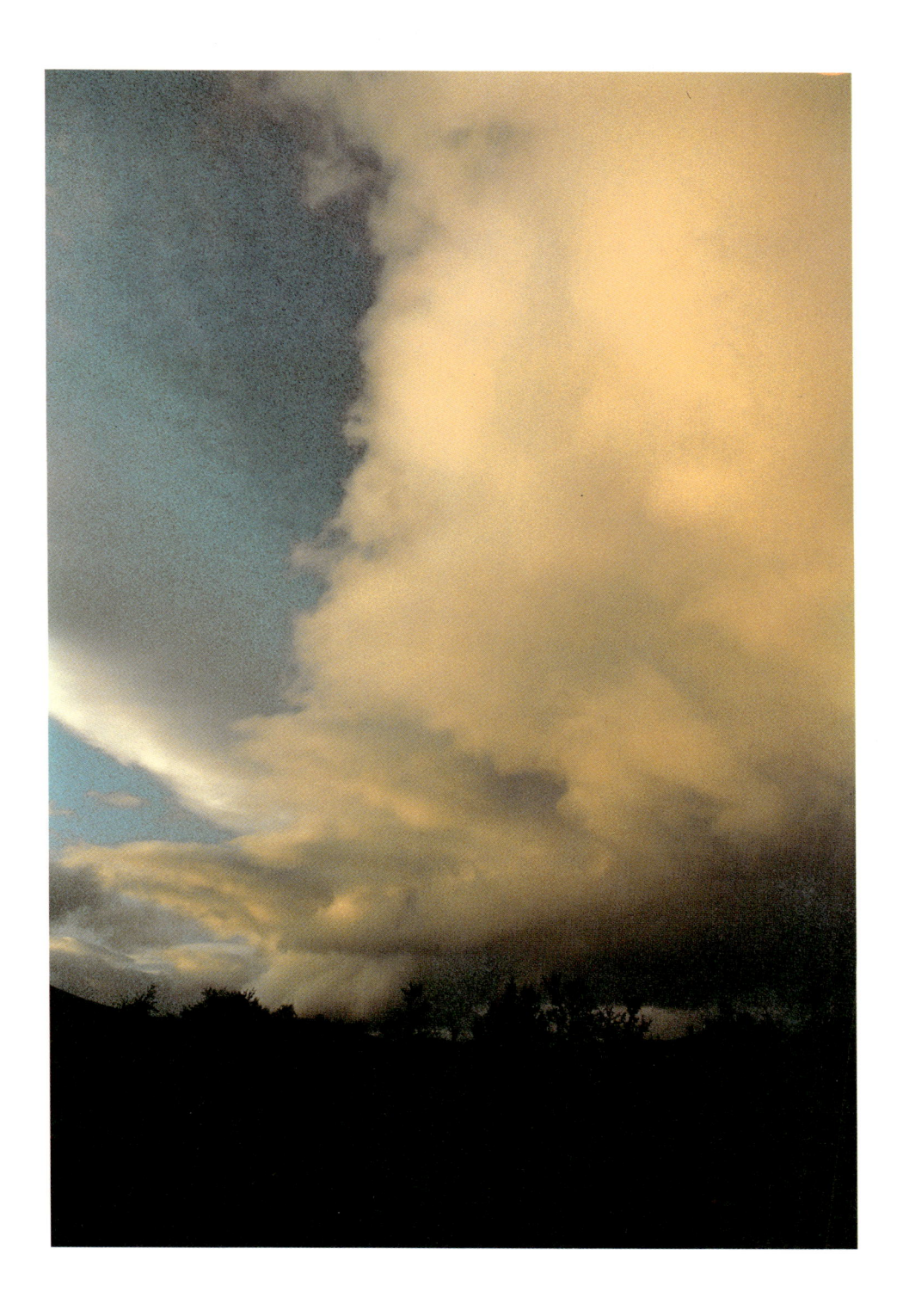

Wenn das Licht schwindet
und der See sich stiehlt
ein eignes Leuchten
dann tanzen sie
schwarzen Scherenschnitten gleich
in den Himmel
die unendliche Formenphantasie
der Bäume

*Sommernacht auf den Lofoten*

61

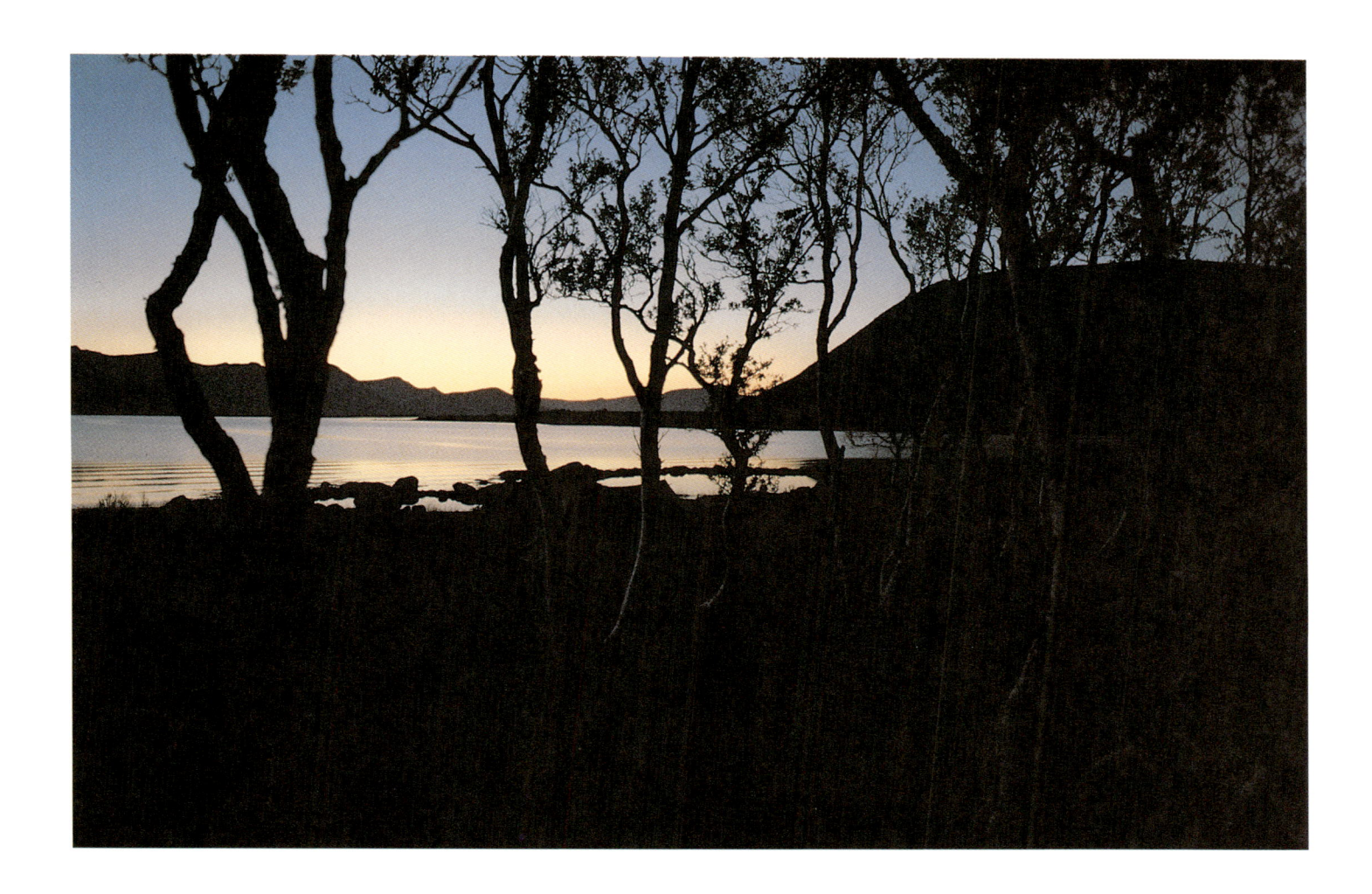

Wußtest du
daß Berge sprechen
zwischen zwei Worten
liegt die Spanne
deines Lebens

*„Lofotenmauer", aus fantastisch zerklüfteten und märchenhaft anmutenden Bergwänden*

63

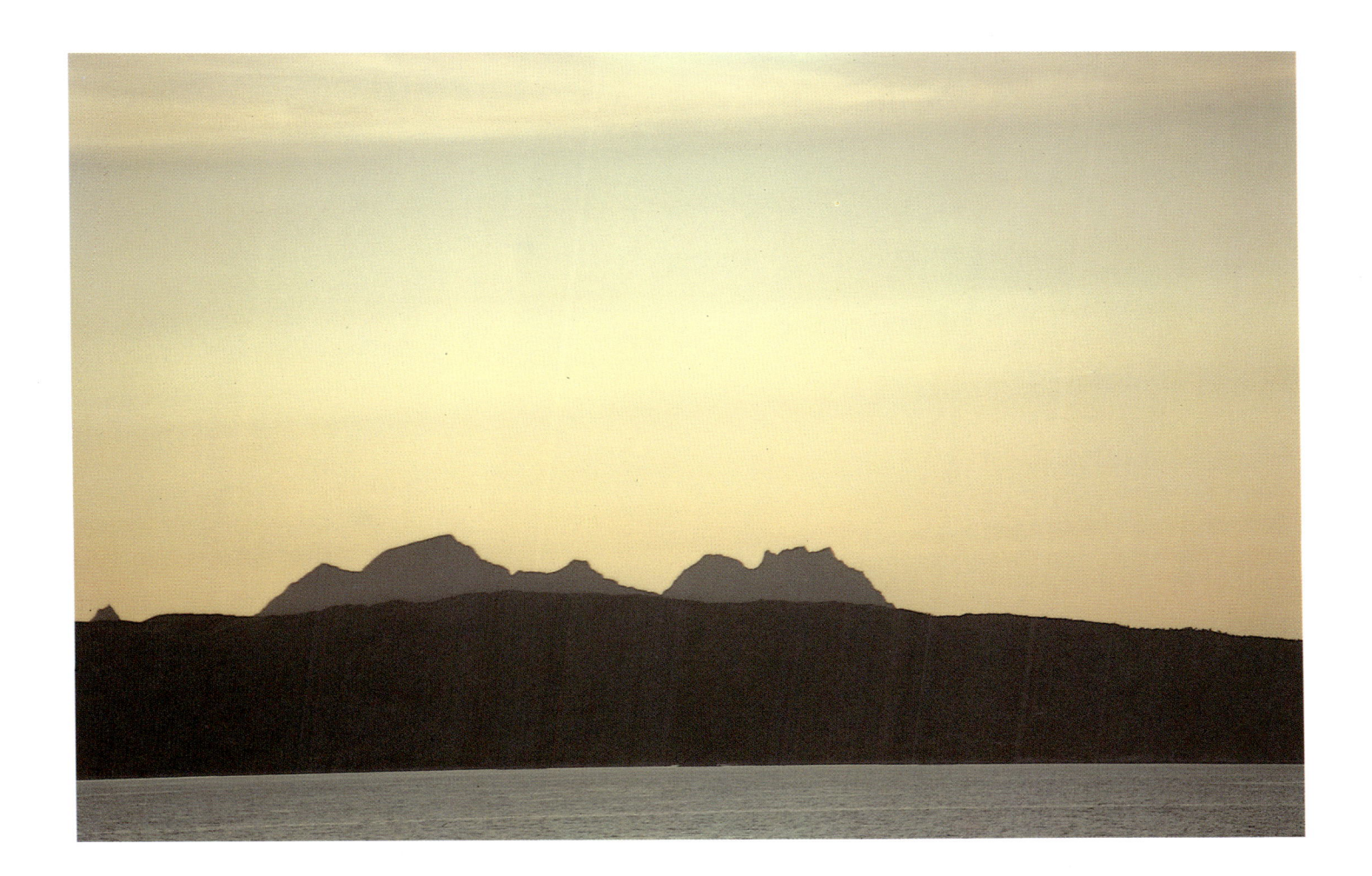

Unendlich kalte
blaue Leere über mir
erträglich erst
durch warme
Irdischkeit
spiegelt sich im See

*Lofoten. Eindruck von unendlicher Weite auf der Insel Andöya*

Fallen
wie Wasser fällt
unaufhaltsam
passiv
und formt doch Stein sogar
fallen mußt du ja

*Wie ein seidener Vorhang. Wasserfall bei Trofors*

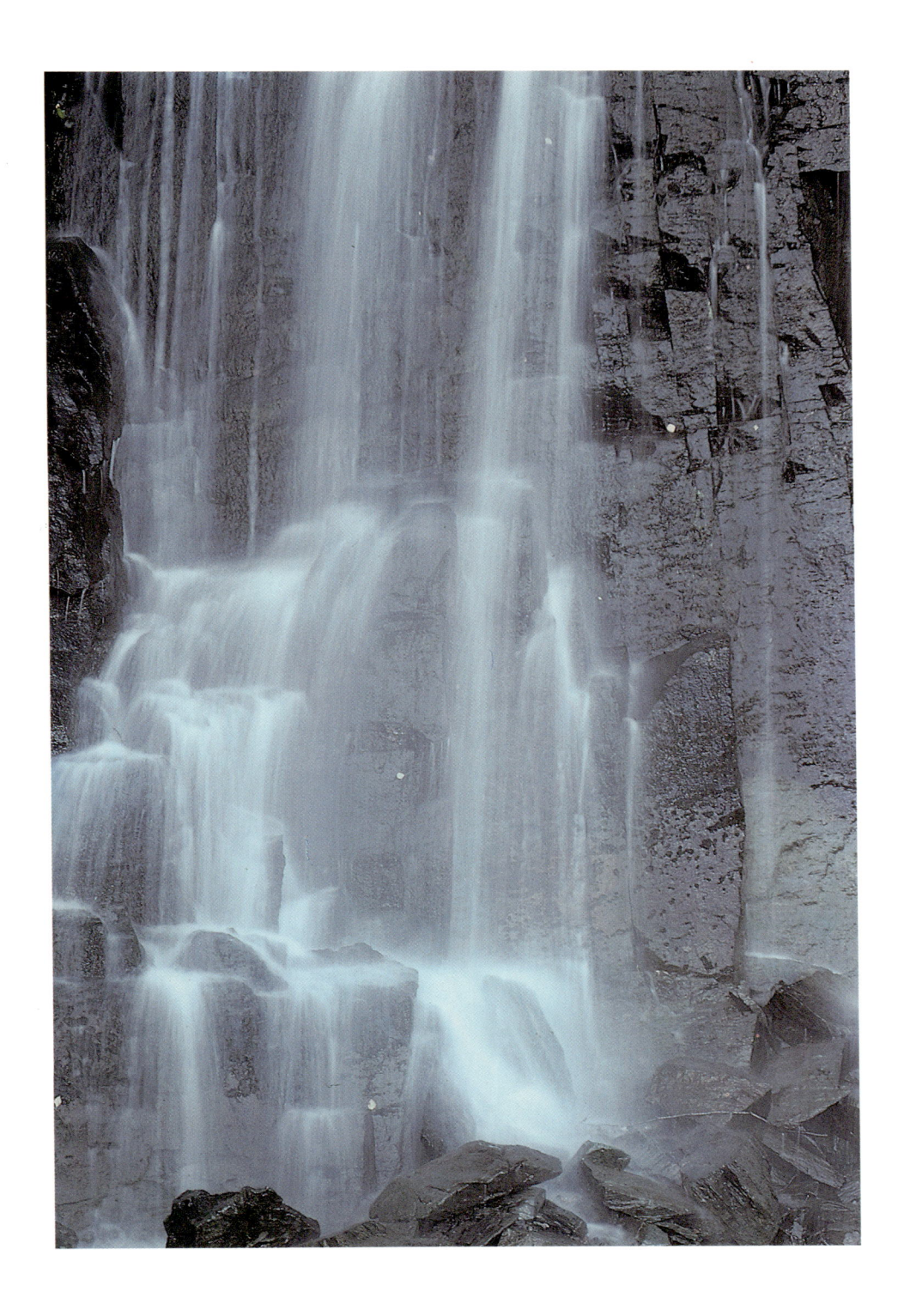

Gestrandet
zwischen den Welten
im Wasser nicht
im Trockenen nicht
und das Licht will schwinden
— zu spät

*Lofoten. Meeresstimmung bei Ebbe*

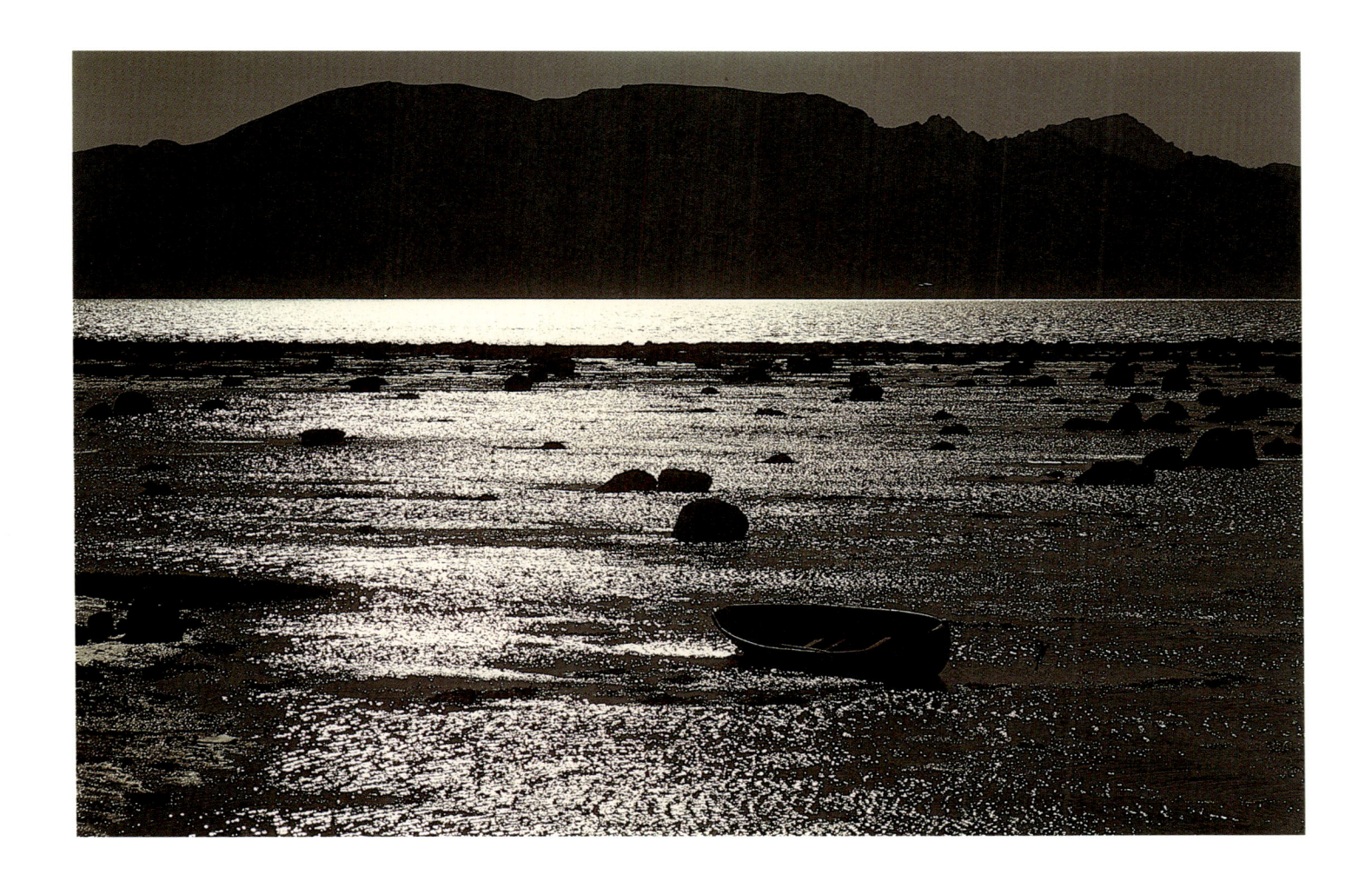

Ich könnte
wenn ich wollte
könnte ich
auf unbekannte Fahrt
alles ist bereit
ich könnte

*Alter Fischkutter auf den Lofoten*

71

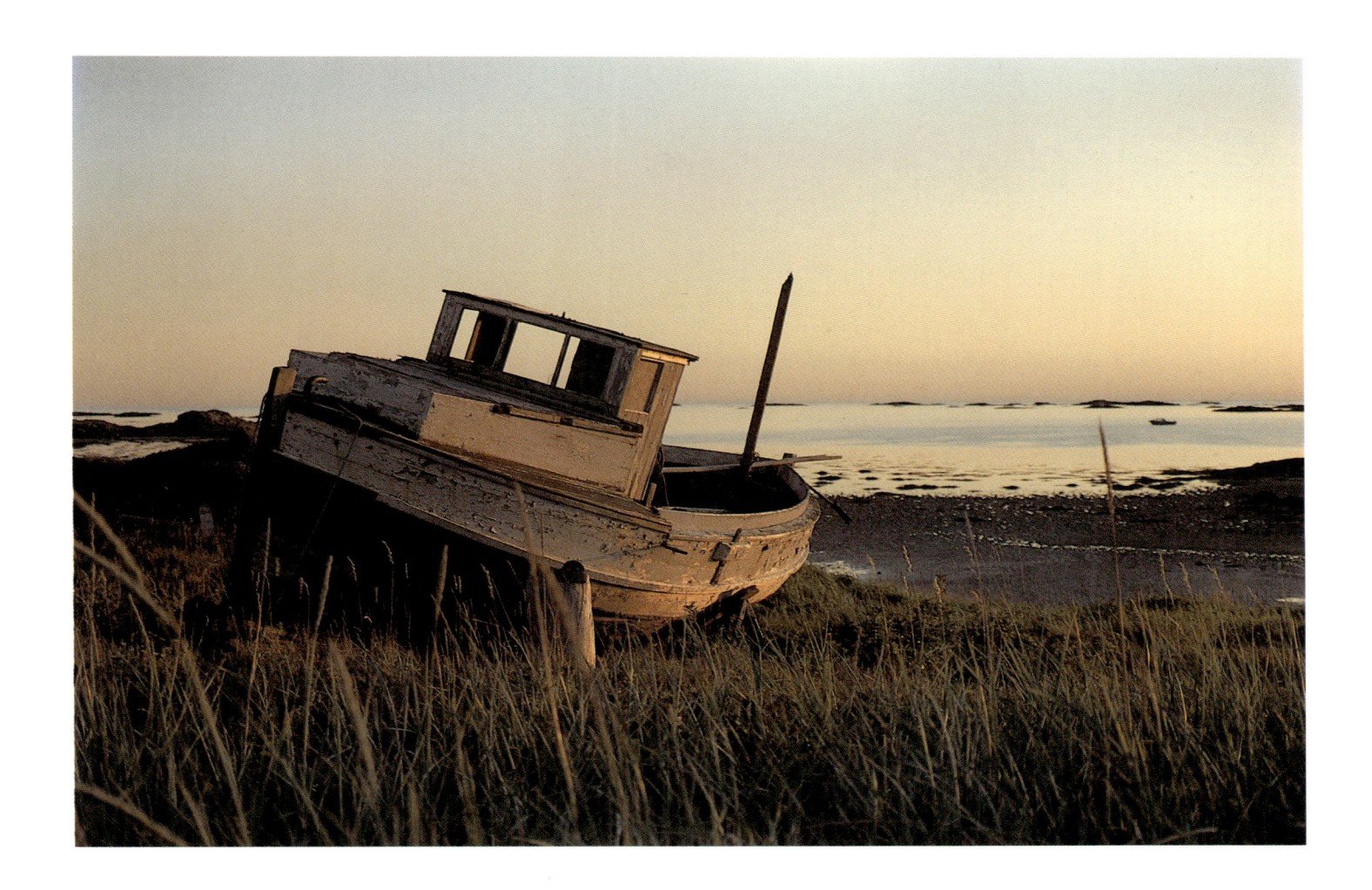

Hoffnung
ein fester Anker
im Morast
ohne Halt

*Wattland am Saltdalsfjorden*

73

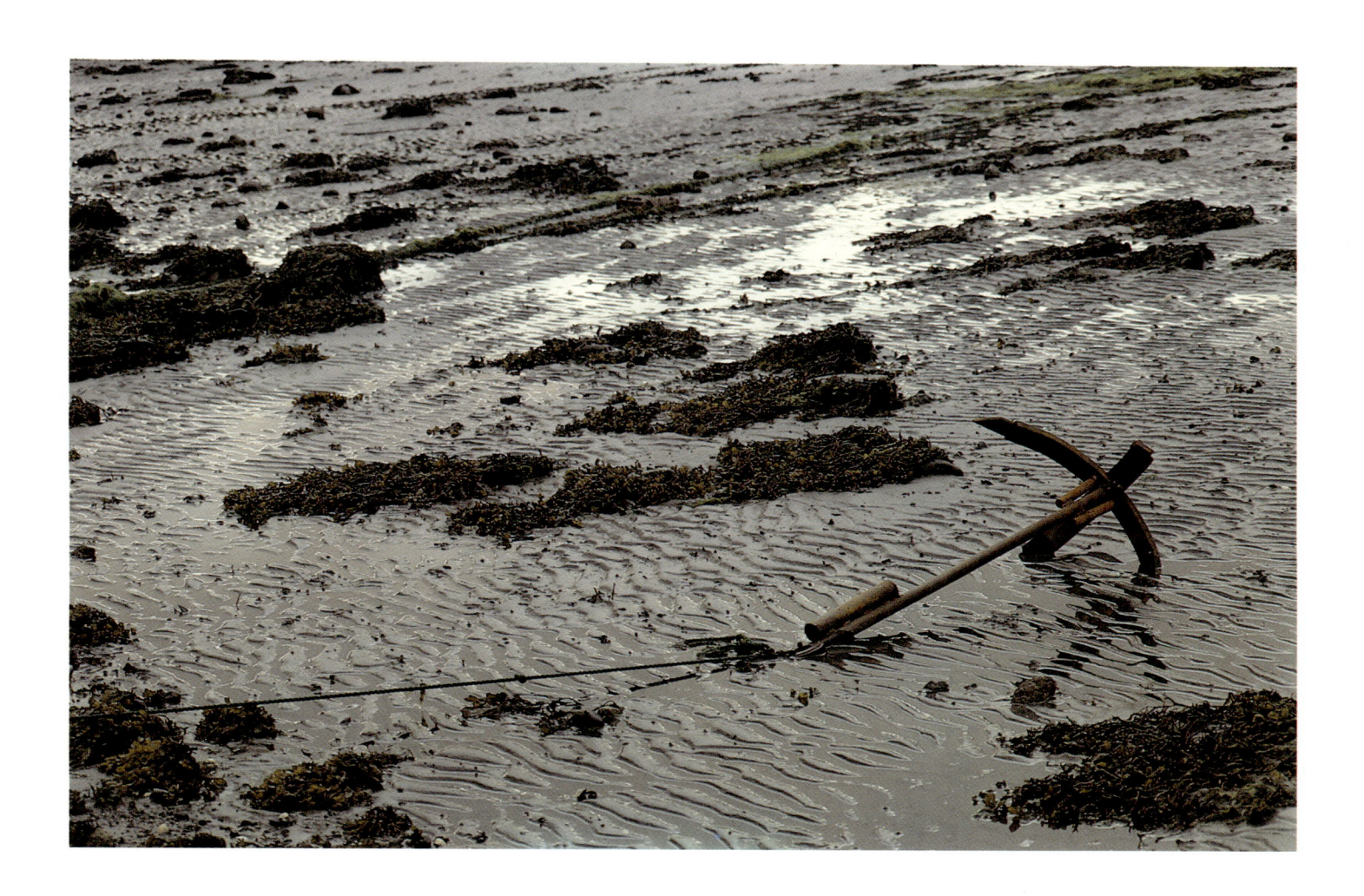

Formen von Menschenhand
Schriftzeichen tätigen Werkzeugs
nur Silhouetten im Licht
bizarr vergänglich

*Lofoten. Holzgerüst zum Trocknen von Fisch bei Andenes*

75

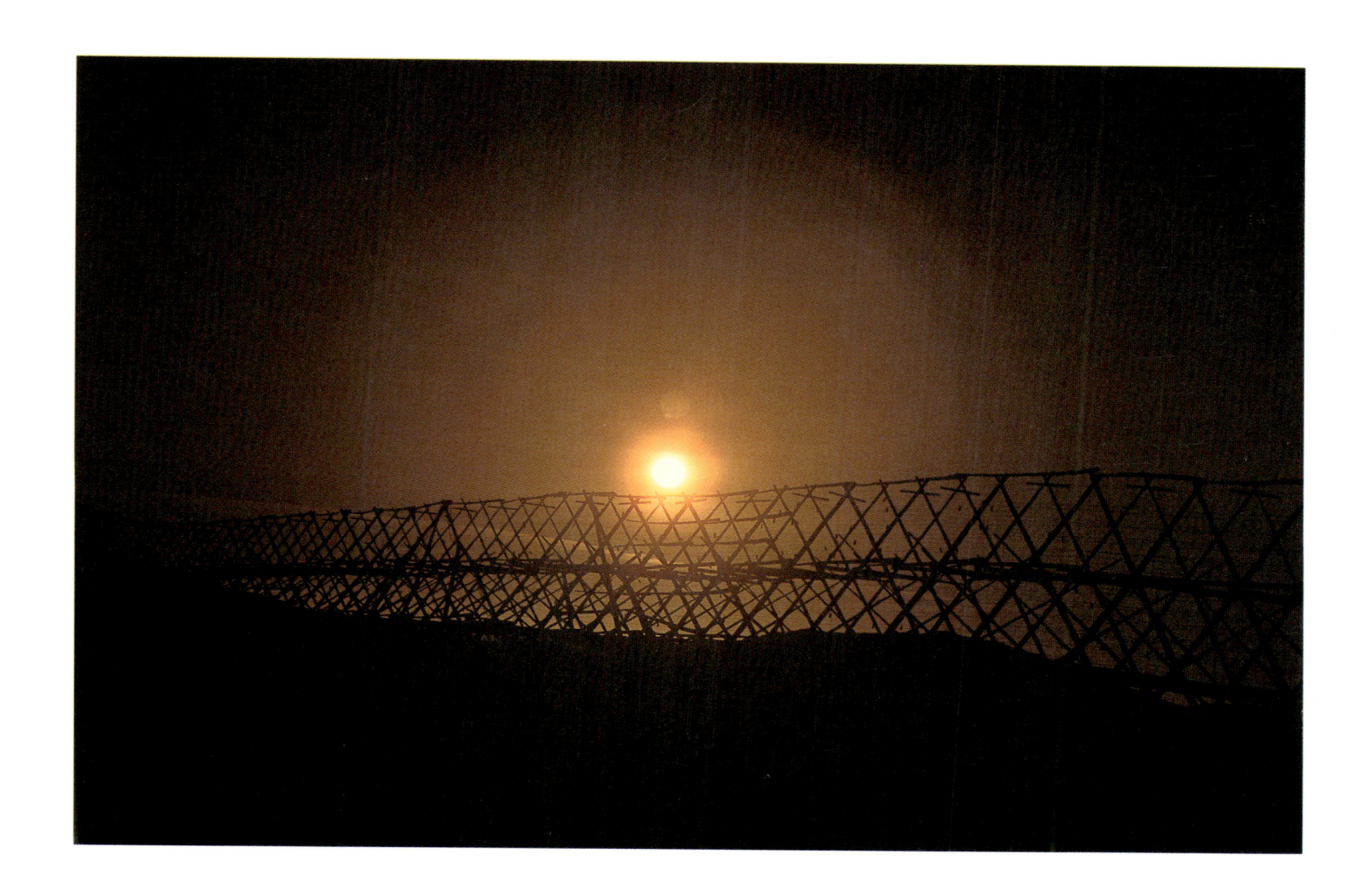

Schneeflockengleich
aus grenzenlosem Oben
niedergehen
ängstlich ein wenig
vor der Berührung der Erde
vor dem Liegen Vergehen
Aufgesogenwerden

*Sommerschnee in der Hardangervidda*

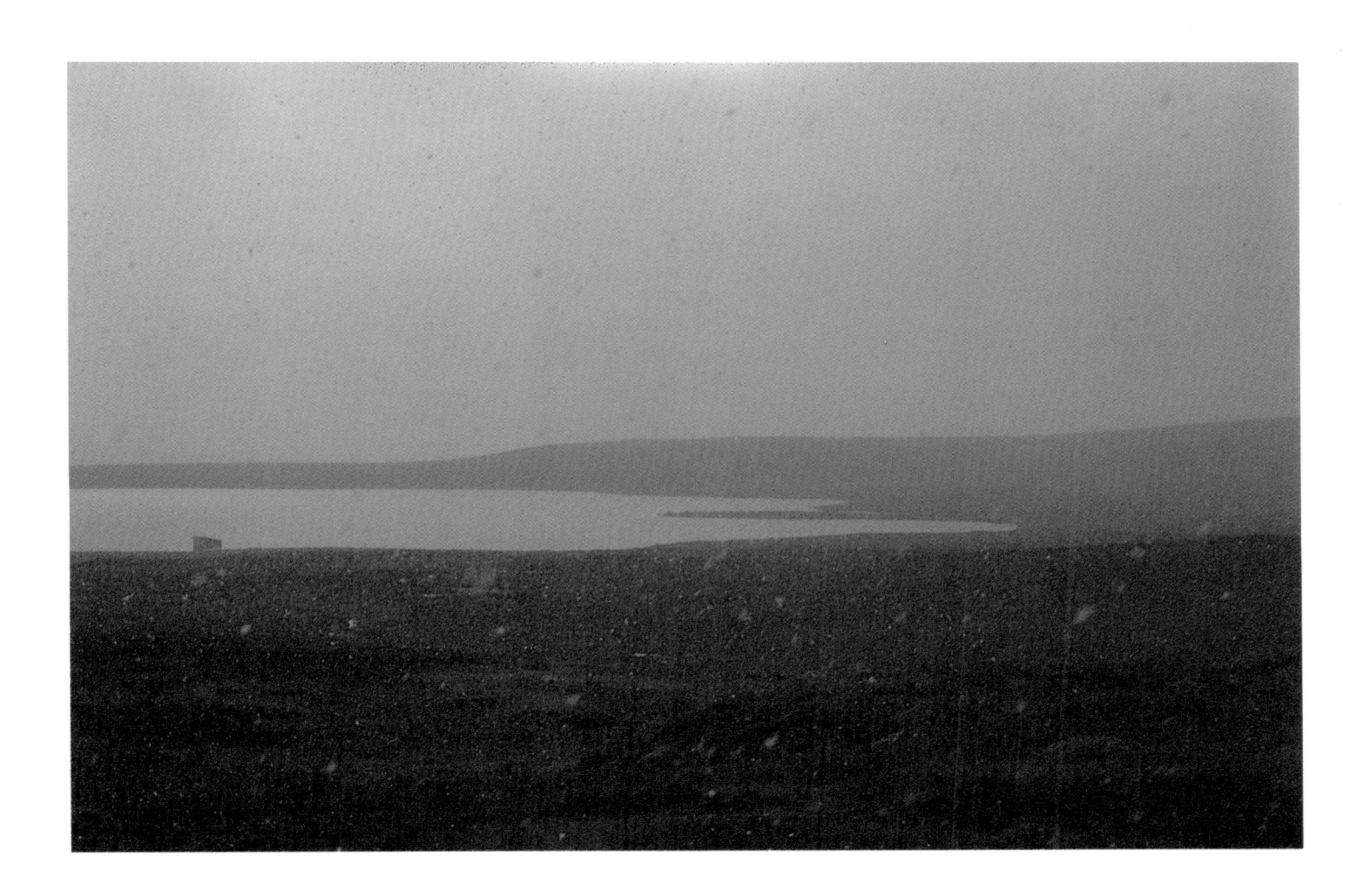

Wächst aus Gestein
eine weiße fließende Blume
spinnwebengleich
aufspritzendes Licht
wirft grünende Schatten

*Wasserfall im Gebiet des Folgefonn*

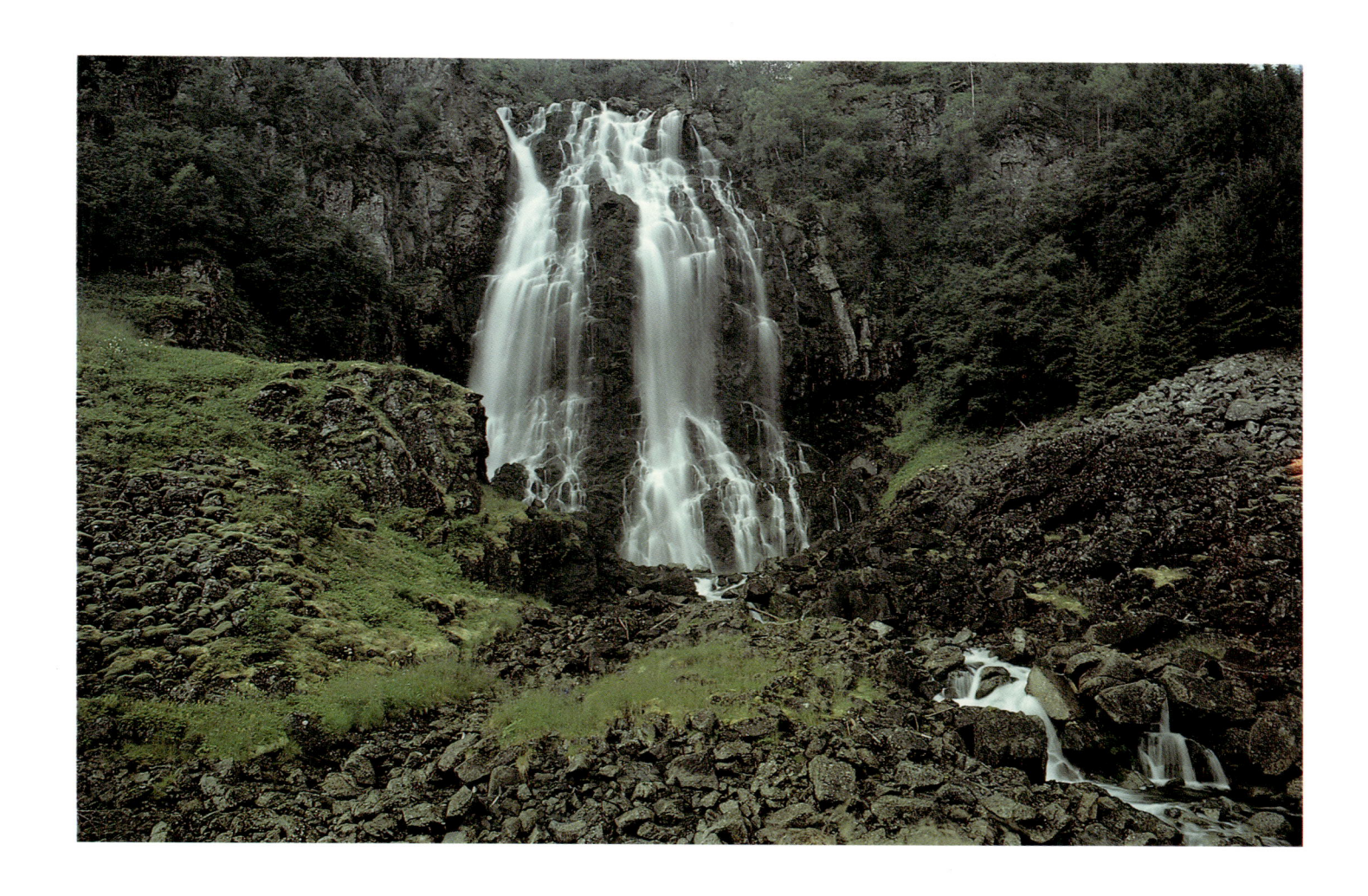

Es lohnt nicht
die Gedanken zu mauern
ohne Abbruch weiterwandern
nur das Nötigste im Gepäck
nomadisches Leben
auf deinem Weg ohne Ziel

*Lappenzelt bei Kautokeino*

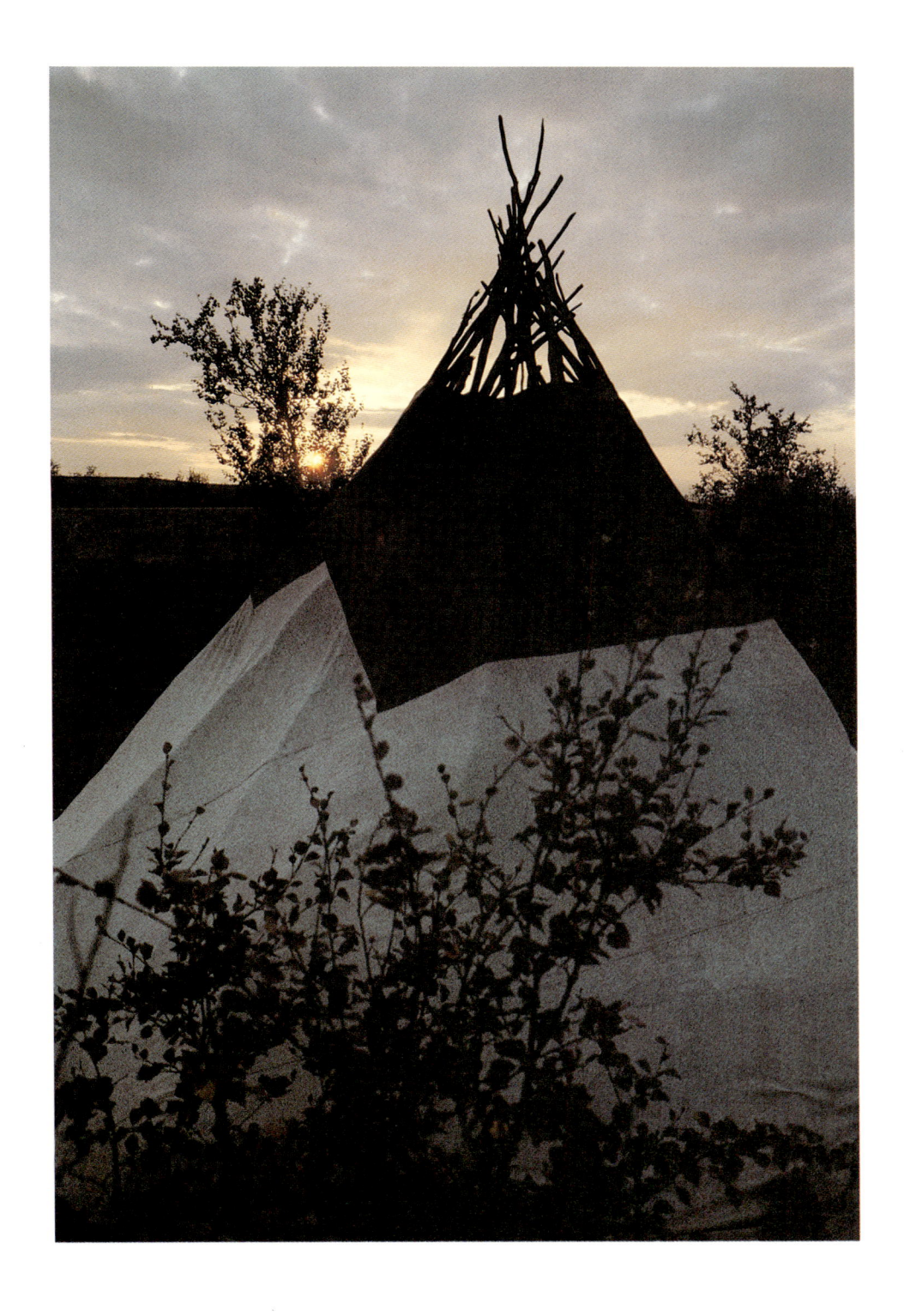

Weit ist das Land
und steinig
und am Horizont die Berge
verwehren das Ziel

*Das karge Hochland von Jotunheimen*

83

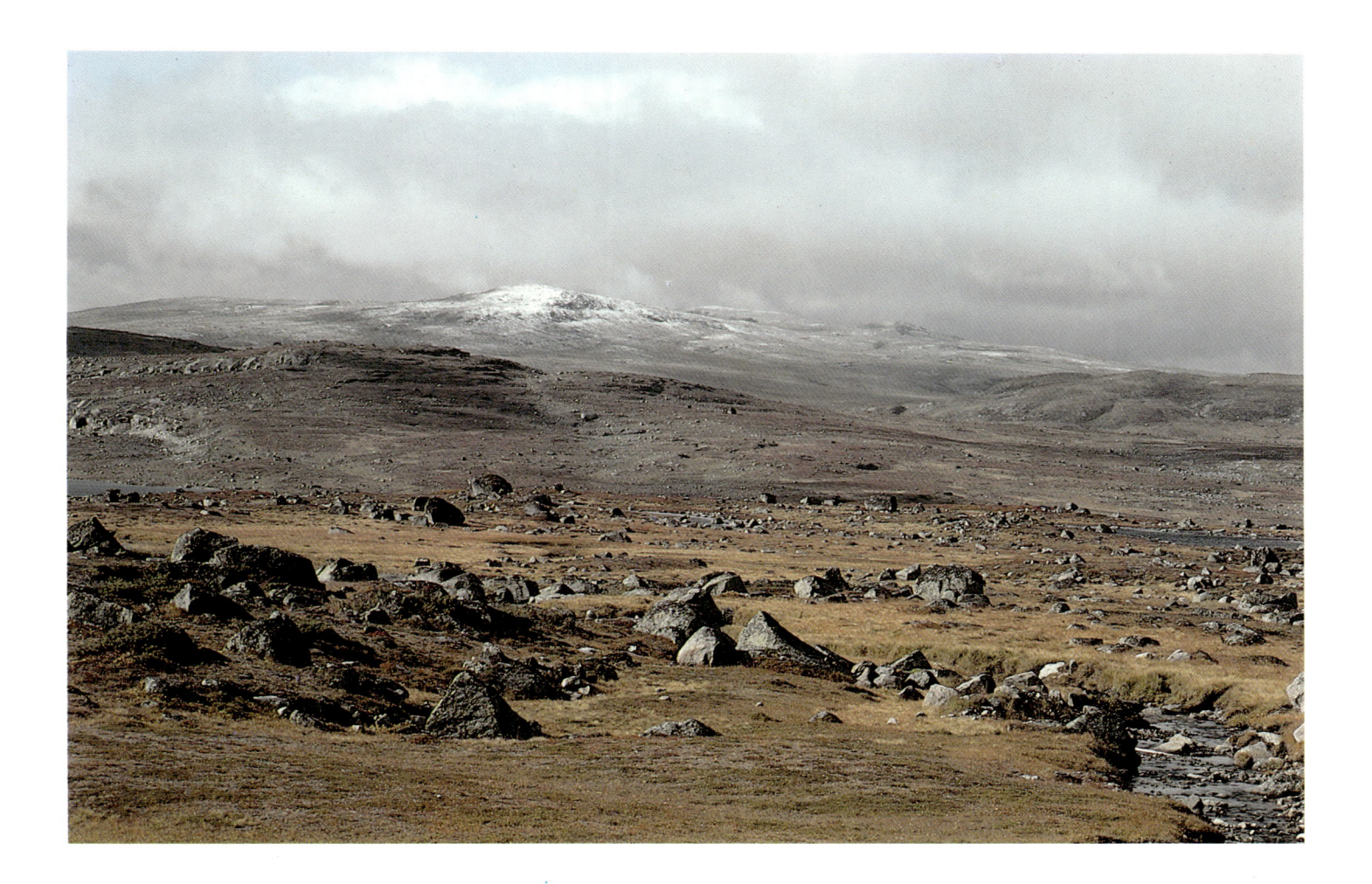

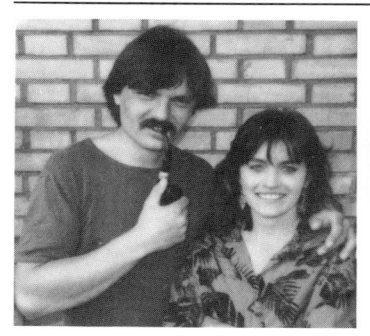

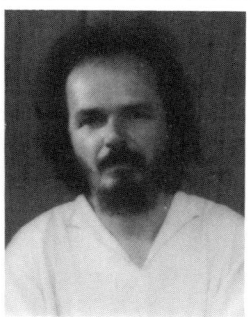

Arno Frömel, geb. 1953 in Lindenberg/Allgäu, wurde an der Bayerischen Staatslehranstalt für Photographie in München ausgebildet. Zahlreiche fotografische Studienreisen nach Norwegen, mit mehrmonatigen Aufenthalten, wobei er zeitweise bei einer Lappenfamilie auf den Lofoten als Rentierhirte und Fischer arbeitete. Die Bilder auf den Seiten 25, 27, 29, 31, 55, 77 und 83 stammen von seiner Frau Brigitte Frömel, geb. 1961 in Langen/Österreich und ausgebildet an der Fotofachschule Kiel.
Sein Bruder Rolf Frömel, geb. 1951 in Lindenberg/Allgäu, wurde nach dem Studium der Biologie zum Künstler, Maler und Lyriker. Zahlreiche Reisen führten ihn nach Norwegen, aber auch in den Mittelmeerraum.
Die Autoren leben im schwäbischen Allgäu.

Dagny Gulbransson-Björnson, die in Norwegen geborene und heute am Tegernsee lebende Witwe des Malers, Zeichners und Simplicissimus-Karikaturisten Olaf Gulbransson, hat diesen fotografischen Impressionen aus ihrer Heimat ein Motto und Geleitwort vorangestellt.

Der bekannte norwegische Schriftsteller Björnstjerne Björnson, 1832 – 1910, ist der Großvater von Dagny Gulbransson-Björnson. Er verfaßte neben dem Text des norwegischen Nationallieds Epen, Gedichte, soziale Dramen, Romane und Essays.

Alle Rechte vorbehalten – Printed in Germany
© 1986 EULEN VERLAG Harald Gläser,
Freiburg i. Br., Erbprinzenstraße 2a
Gestaltung: Lorenz B. Stoelcker
Reproduktionen: rete Grafische Kunstanstalt, Freiburg i. Br.
Gesamtherstellung: Uhl, Radolfzell
ISBN 3-89102-154-2

*In gleicher Ausstattung liegen vor*

Hermann Steigert/Barbara Volkmar

**An den Hängen der Berge die Zypressen**
Begegnung mit Griechenland

24,3 × 28,5 cm, 88 S. mit 48 Farbfotos,
Pappband laminiert
ISBN 3-89102-150-X

„... nicht das klassische, antike Griechenland ist Gegenstand der Betrachtung, sondern vor allem seine Bewohner: Herb, andersartig, stolz und wortkarg, aber zugleich gastfreundlich und heiter. Festgehalten werden Natur und Landschaften, die in ihrer Ursprünglichkeit und Unberührtheit in krassem Gegensatz zur immer weiter fortschreitenden Verstädterung Griechenlands stehen. So entstanden Fotografien, die von Menschen, dem Meer, dem Land und dem Himmel so erzählen, als bildeten sie noch ein Ganzes." Pforzheimer Zeitung

Jan Hnízdo/Jiří Gruša

**Auf der Brücke zum Morgen**
Prag — die goldene Stadt der hundert Türme

24,3 × 28,5 cm, 80 S. mit 32 Farbfotos
Pappband laminiert
ISBN 3-89102-151-8

„... ein aufwendig ausgestatteter Band über Prag. Die Bilder zeigen das alte Prag, fangen die Atmosphäre vergangener, glanzvoller Zeiten ein. Oft sind die Aufnahmen in ein fahles, diffuses Licht getaucht — Wehmut liegt über den Bildern. Da spürt man, daß die Autoren aus Prag stammen und daß beide im Exil leben: Jan Hnízdo hat die Fotos gemacht, Jiří Gruša hat Begleittexte Prager Dichter wie Franz Kafka oder Jaroslav Seifert dazu ausgesucht."
Badische Zeitung

Helfried Weyer/Matthías Johannessen

**Ultima Thule**
Island — Feuerinsel am Polarkreis

24,3 × 26 cm, 96 S. mit 40 Farbfotos,
Pappband laminiert
ISBN 3-89102-152-6

„Fotografie, Poesie und Geographie vereinen das Fotobuch über Islands Norden zu einem attraktiven Gesamtwerk. Helfried Weyer hält aus seinem Blickwinkel die kontrastreichen Stimmungen dieser Urlaubslandschaft auf faszinierende Weise fest. Ein Maler der Kamera, dessen Bilder ebenso verzaubern wie die altüberlieferten Gedichte in gefühlvoller Übersetzung."
Traveller's World